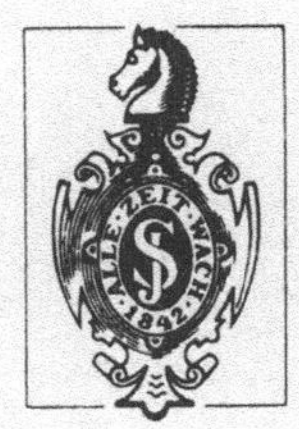

Indikation und Praxis cerebroprotektiver Maßnahmen in der Neurochirurgie

Bericht über eine Gesprächsrunde am 8. Juni 1985 in Frankfurt

Herausgegeben von
D. Heuser N. Freckmann D. Renz
H. Schoeppner und K. Wiedemann

Unter Mitarbeit von
K. Filos H. Ch. Müchler H. Polarz G. Prinzhorn H. Rehn

Mit 39 Abbildungen und 17 Tabellen

Springer Verlag
Berlin Heidelberg NewYork Tokyo

Prof. Dr. med. D. Heuser
Zentralinstitut für Anästhesiologie
der Universität Tübingen
Calwer Straße 7
D–7400 Tübingen 1

Dr. med. N. Freckmann
Neurolog. Univ. Klinik und Poliklinik
Neurochirurgische Abteilung
Universitätskrankenhaus Eppendorf
Martinistraße 52
D–2000 Hamburg 20

Dr. med. D. Renz
Abteilung für Anästhesiologie
Universitätskrankenhaus Eppendorf
Martinistraße 52
D–2000 Hamburg 20

Prof. Dr. sc. med. H. Schoeppner
Klinik für Anästhesiologie und
operative Intensivmedizin
Albert-Schweitzer-Straße 33
D–4400 Münster

Prof. Dr. med. K. Wiedemann
Chirurgisches Zentrum
Abteilung für Anästhesiologie
Im Neuenheimer Feld 110
D–6900 Heidelberg 1

ISBN-13: 978-3-540-15886-8   e-ISBN-13: 978-3-642-70783-4
DOI: 10.1007/978-3-642-70783-4

Vorwort

Die Prävention und Behandlung bleibender neurologischer Ausfallserscheinungen infolge eines akuten perioperativen Sauerstoffmangels zentralnervöser Strukturen ist in den letzten Jahren eine der Hauptaufgaben anästhesiologischen Managements geworden, insbesondere angesichts der erfolgreichen Weiterentwicklung cardiopulmonaler Reanimationstechniken. Neurochirurgische Eingriffe sind naturgemäß in besonderer Weise mit der Problematik cerebraler ischämischer oder hypoxischer Hypoxie verknüpft, z. B. durch intraoperatives Gewebstrauma, durch Gefäßligaturen, durch Hirnschwellung, durch Luftembolie bei Operationen in sitzender Position oder auch begleitend zu tiefer kontrollierter Hypotension. Unter diesem Aspekt bieten sie für den betreuenden Anästhesisten eine besondere Herausforderung, der er sowohl durch allgemeine Maßnahmen im Sinne der Erhaltung ausreichender lokaler und globaler cerebraler Sauerstoffverfügbarkeit als auch durch spezifische Maßnahmen für eine mögliche Verbesserung der cerebralen Ischämietoleranz zu begegnen sucht.

Um neueste Entwicklungen auf dem Gebiet des perioperativen Hirnschutzes zu diskutieren, trafen sich in Frankfurt zu einer Gesprächsrunde Neurochirurgen und Anästhesisten zum Erfahrungsaustausch auf diesem für beide Disziplinen wichtigen Gebiet. Basierend auf den Ergebnissen eigener klinischer Untersuchungen sowie auf neueren Aspekten zur Pathophysiologie, Pathobiochemie und Pharmakotherapie des cerebralen O_2-Mangelsyndroms sollte versucht werden, Ansatzpunkte für neue therapeutische Richtlinien auszuarbeiten, die sich zukünftig vielleicht zu einem erfolgversprechenden Konzept der Prävention und Behandlung cerebral-ischämischer Verletzungen ausbauen lassen. Die von den Referenten gehaltenen Vorträge sowie wesentliche Punkte der nachfolgenden Diskussion sind Inhalt dieses Buches. Die Herausgeber danken an dieser Stelle der Eli Lilly GmbH, Bad Homburg, für die großzügige Unterstützung der Veranstaltung.

Die Herausgeber

Inhaltsverzeichnis

Physiologische Grundlagen von hirnprotektiven Maßnahmen

D. Heuser, B. Kottler

Einleitung

Der Schutz des Zentralnervensystems (ZNS) vor den Folgen eines akuten Sauerstoffmangels sowohl im perioperativen als auch im intensivstationären anästhesiologischen Management ist auch heute noch ein ungelöstes Problem. Das ist um so bedauerlicher, als durch hochentwickelte standardisierte Behandlungs- und Reanimationstechniken die Hypoxietoleranz anderer Organsysteme mit ihren Vitalfunktionen in jüngster Vergangenheit durchaus günstig beeinflußt werden konnte. Die Konsequenz daraus ist, daß zunehmend das ZNS bei allen Formen akuter Hypoxie den Ausgang der klinischen Situation bestimmt, bzw. daß Verhinderung eines möglichen bleibenden Funktionsverlustes zentralnervöser Strukturen in den Vordergrund therapeutischer Bemühungen rückt. Geht man den Ursachen der besonderen Vulnerabilität des ZNS – im Vergleich zu anderen Organsystemen – gegenüber O_2-Mangelzuständen nach, so lassen sich im wesentlichen 3 Gründe dafür anführen:

1. Aufgrund fehlender Existenz von Sauerstoffspeichern reichen die vorhandenen Energiereserven nur für etwa 3 Minuten aus, um in Abwesenheit von Sauerstoff den energetischen Bedarf des ZNS zu decken.
2. Der vergleichsweise hohe Ruheumsatz des ZNS kann nur durch oxidativen Abbau exogener Substrate gedeckt werden. Eine Energiebereitstellung über anaeroben Abbau endogener oder exogener Kohlenhydrate ist für die Aufrechterhaltung physiologischer Hirnfunktion nicht ausreichend.
3. Die Anzahl perfundierter Gefäße kann nicht, wie z. B. in der Muskulatur, bei kritischen O_2-Versorgungsbedingungen wesentlich gesteigert werden, da bereits alle Kapillaren pro Volumeneinheit Gewebe schon im Normalzustand eröffnet sind.

Angesichts dieser Voraussetzungen sowie einer mangelnden Regenerationskapazität der Ganglienzellen erscheint die Suche nach optimalem Schutz der Integrität des ZNS vor den Folgen eines akuten O_2-Mangels wohl begründet. Daß wir von solchen therapeutischen Möglichkeiten noch weit entfernt sind, haben die klinischen Ergebnisse höchstdosierter Barbiturattherapie verdeutlicht, bei denen sich gezeigt hat, daß die frühzeitige, vielleicht auch etwas undifferenzierte Übernahme eines einzigen Therapieregimes aus dem tierexperimentellen Stadium in die Klinik problematisch ist und – zumindest bei globaler Anwendung – dem Patienten eher

Schaden als Nutzen bringen kann [1]. Die Befürworter einer hochdosierten Barbiturattherapie, angewendet bei allen Formen und in allen Stadien cerebraler O_2-Mangelversorgung, sollten besonders die Ergebnisse von Hossmann u. Mitarb. [15, 16, 17] nachdenklich stimmen, deren tierexperimentelle Untersuchungen phantastisch anmutende Wiederbelebungszeiten (bis zu 1 Std. Ischämiedauer in Normothermie) beinahe aller cerebralen Funktionen ohne Einsatz von Barbituraten erbrachten. Die Ursachen für diese Diskrepanz zwischen Tierexperiment und Klinik aufzuzeigen und zu beseitigen, wird eine der Hauptaufgaben anästhesiologisch-wissenschaftlicher Tätigkeit auf diesem Gebiet in nächster Zeit sein.

Es erscheint verständlich, daß bei Ausbleiben eines bestimmten Therapieerfolges die kritische Reflexion erfolgen muß. Die beste Basis dafür erscheint eine Rückbesinnung auf Physiologie, Pathophysiologie und Pathobiochemie des akuten cerebralen O_2-Mangelsyndroms, um daraus dann zu einer möglicherweise differenzierteren Betrachtung der therapeutischen Möglichkeiten zu kommen. Es sollen daher zunächst einige pathophysiologische Grundlagen dargestellt werden, gefolgt von nur kurzen Ausblicken auf anästhesie-technische pharmakotherapeutische Ansätze mit dem Ziel eines optimierten Hirnschutzes.

Pathophysiologische und pathobiochemische Grundlagen zum Syndrom des akuten cerebralen Sauerstoffmangels

Das Gehirn des gesunden Erwachsenen wiegt ca. 1 400 g, das sind ca. 2–3% des Körpergewichts. Die für seine physiologischen Aufgaben erforderliche Energie gewinnt es, wie alle Zellen des Organismus, aus dem oxidativen Stoffwechsel von mit dem Blut antransportierten Substraten (Abb. 1). Die Homöostase im ZNS wird gewährleistet durch Mechanismen der Regulation von Angebot und Nachfrage, wobei unter Normalbedingungen ersteres den aktuellen Bedarf übersteigt. Der cerebrale Metabolismus weist jedoch einige Besonderheiten auf (Tabelle 1):
1. Trotz seines geringen Gewichtes verbraucht das Gehirn ca. 20% des vom Körper aufgenommenen Sauerstoffs und beansprucht 15–20% des Herzzeitvolumens. Bei Anwendung globaler Analysemethoden ist dieser Energieverbrauch bei

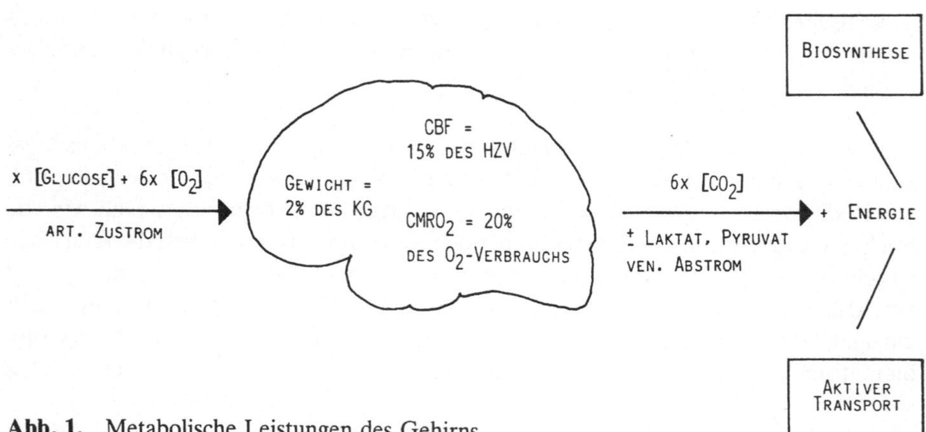

Abb. 1. Metabolische Leistungen des Gehirns

Tabelle 1. Physiologische Variablen des cerebralen Energiestoffwechsels

Gewicht	1400 g
$CMRO_2$ (cerebraler O_2-Verbrauch)	3,4 ml/100 g/min
CMR_{Gl} (cerebraler Glukoseverbrauch)	4,5 mg/100 g/min
CBF Global	50–54 ml/100 g/min
CBF graue S.	80–120 ml/100 g/min
CBF weiße S.	20–30 ml/100 g/min
ICP	5–13 mm Hg
CPP	80–90 mm Hg
a–v DO_2	6,76 ml/100 ml (Vol%)
(cerebrale arteriovenöse O_2-Differenz)	
a–v D_{GL}	9,0 mg/100 ml (mg%)
(cerebrale arteriovenöse Glukosedifferenz)	
Cerebraler Gefäßwiderstand	1,8 Torr/ml/100g/min
ECP (Energetisches Zellpotential)	0,95
[ATP] + 0.5 [ADF]	
[ATP] + [ADP] + [AMP]	

unterschiedlichen physiologischen Funktionszuständen relativ konstant, wie z.B. im Schlaf, bei Ruhe oder auch intensiver intellektueller Arbeit. Der hohe cerebrale O_2-Verbrauch imponiert noch mehr unter dem Aspekt, daß Neurone eine wesentlich höhere Stoffwechselrate als Gliazellen besitzen, quantitativ jedoch unterrepräsentiert sind. Bei Anwendung lokaler Analysemethoden, z.B. des O_2-Verbrauchs oder Glucoseeinbaus mit Hilfe radioaktiv markierter Substanzen, hat es sich jedoch gezeigt, daß es auch unter physiologischen Bedingungen zu bedeutsamen Steigerungen des lokalen Stoffwechsels und der Durchblutung kommen kann, wobei dann regionale Umverteilungsmechanismen immer noch eine weitgehende globale Konstanz aller Parameter vorspiegeln können (Abb. 2). Unter pathophysiologischen Bedingungen kann es jedoch zu exzessiven Steigerungen des gesamten cerebralen Metabolismus kommen, wie z.B. bei generalisierten Krämpfen, bei Hyperthermie oder bei Reye's Syndrom. Das kann dazu führen, daß die begleitende Durchblutungssteigerung zur Deckung des energetischen Bedarfs nicht mehr ausreicht, und ein Zustand relativer ischämischer Hypoxie resultiert, erkennbar an Acidose, cellulärem K^+-Ausstrom und Ca^{++}-Einstrom.

2. Das Gehirn ist hochselektiv bzgl. seiner Substratverwertung insofern, als ausschließlich Glucose eine normale Stoffwechselfunktion gewährleisten kann. Dabei entspricht die täglich verarbeitete Menge 25% der Gesamtglucoseaufnahme des Körpers (Tabelle 1).

3. In dem sehr aktiven Aminosäurestoffwechsel sind vorwiegend Glutamat, Glutamin-Aspartat und γ-Aminobuttersäure (GABA) involviert. Zusammen mit dem Neurotransmitterstoffwechsel ist er eng mit den fundamentalen cerebralen Funktionen gekoppelt, nämlich Aufnahme, Weiterleitung und Speicherung von Information.

Da vom ZNS keine äußere Arbeit verrichtet wird, läßt sich zwanglos folgern, daß die bei Glucoseabbau freiwerdende Energie ausschließlich zur Aufrechterhaltung

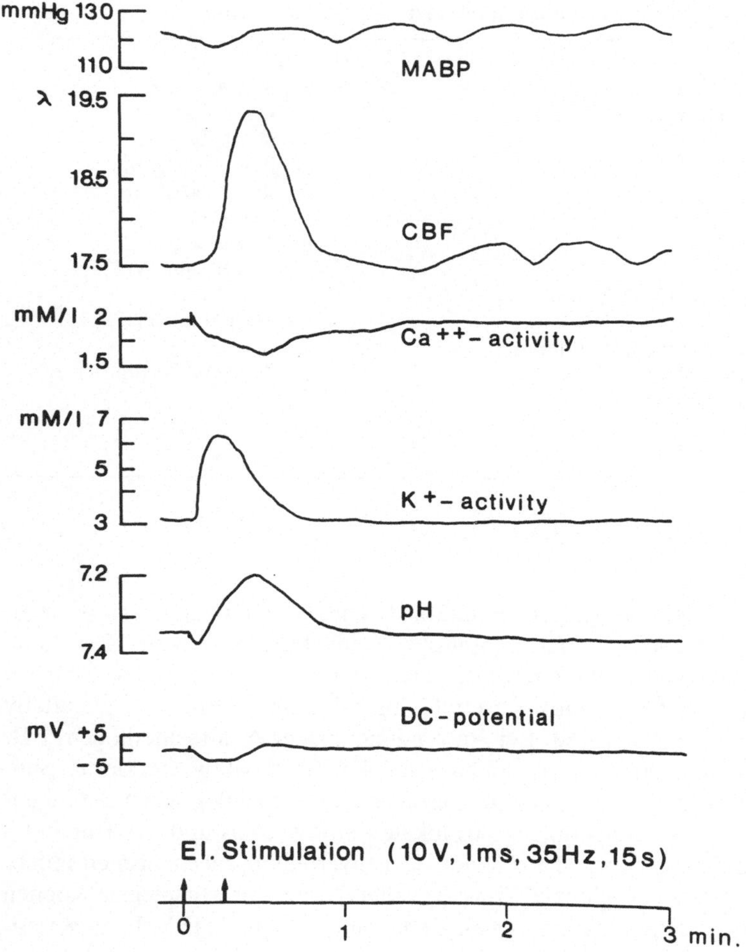

Abb. 2.   Lokale Hirndurchblutung und extracelluläre Ionenaktivitäten (pH, K^+, CA^{++}) im cerebralen Extracellulärraum bei lokaler elektrischer Stimulation des cerebralen Cortex der Katze (Originalregistrierung). Die Messung der Ionenaktivitäten erfolgte mit Hilfe implantierter ionenselektiver Mikroelektroden

von Funktion und Struktur benötigt wird, basierend auf aktivem Transport sowie biosynthetischen Leistungen (Abb. 1).

Die zur Substrat- und Sauerstoffversorgung notwendige Durchblutungsgröße wird im wesentlichen durch 2 Determinanten bestimmt:

$$CBF = \frac{CPP}{CVR}$$

Gl. 1

a) Der effektive cerebrale Perfusionsdruck (CPP) errechnet sich aus der Differenz zwischen arteriellem Mitteldruck in den hirnversorgenden Gefäßen sowie dem cerebralvenösen Druck bzw. dem intracraniellen Druck.

b) Der cerebrale Gefäßwiderstand (CVR) berechnet sich, unter Voraussetzung einer laminaren Strömung, nach dem Hagen-Poiseulleschen-Gesetz aus der Länge (l) und dem Radius (r) des Gefäßes sowie der „scheinbaren Viskosität" des Blutes:

$$CVR = \frac{8l\ \eta Blut}{r^4 \pi} \qquad\qquad Gl.\ 2$$

Aus dieser einfachen Formel wird klar, welch hohe Bedeutung der Gefäßradius für den hydrodynamischen Widerstand und somit für die Organperfusion besitzt, geht er doch mit der 4. Potenz in die Berechnungen zur Größe des herrschenden Blutvolumenstroms ein [11]. Folgerichtig greifen auch die physiologischen Regulationssysteme der Hirndurchblutung an diesen Parameter an, wobei wir im wesentlichen 2 Mechanismen differenzieren können:

1. Unter „cerebraler Autoregulation" wird die Tatsache verstanden, daß, unter Voraussetzung konstanter Stoffwechselbedingungen, die globale Hirndurchblutung bei einem arteriellen Mitteldruck zwischen 60 und 150 mmHg konstant, d.h. unabhängig vom arteriellen Blutdruck ist.
2. Vorwiegend lokal wirksame Einflüsse auf den cerebrovaskulären Widerstand sind neurogener, metabolischer und ionaler Natur, wodurch die Anpassung an die herrschende Stoffwechselsituation auf individueller Ebene gewährleistet wird [7, 10, 20].

Der entscheidende Parameter für die O_2-Versorgung des Gehirns ist die cerebrale Sauerstoffverfügbarkeit, die sich aus dem Produkt von Hirndurchblutung und arteriellem O_2-Gehalt errechnet:

$$O_2\text{-Verf.} = CBF \cdot [O_2]_a \qquad\qquad Gl.3$$

$$[O_2]_a = Hb_a \cdot 1.39 \cdot \frac{Sa\ O_2}{100} \qquad\qquad Gl.\ 4$$

Betrachtet man beide Gleichungen, so kann absoluter oder relativer O_2-Mangel im ZNS sich in folgenden Formen manifestieren; als:
1. Ischämische Hypoxie
2. Hypoxische Hypoxie oder
3. Anämische Hypoxie

Ischämische Hypoxie

a) *Kompletter Stillstand* der cerebralen Zirkulation führt zu exakt reproduzierbaren Veränderungen im Gewebe:
1. Erlöschen der bioelektrischen Hirnaktivität, innerhalb von Sekunden [24].
2. Zusammenbruch der cellulären Substratpools und Energiereserven [21] sowie Akkumulation von Laktat und Ammoniak [25, 27] (Abb. 3).
3. Schwerste Störungen der ionalen Homöostase mit Azidose, Kaliumausstrom und massivem Calciumeinstrom durch Depolarisation der Zellmembran (Abb. 4), der Mechanismen der Zellzerstörung in Gang setzen kann [8, 12, 17, 24, 26].
4. Störungen im Wasserhaushalt mit Wasserverschiebung in den Intracellulärraum und Ausbildung eines cytotoxischen Ödems [14].

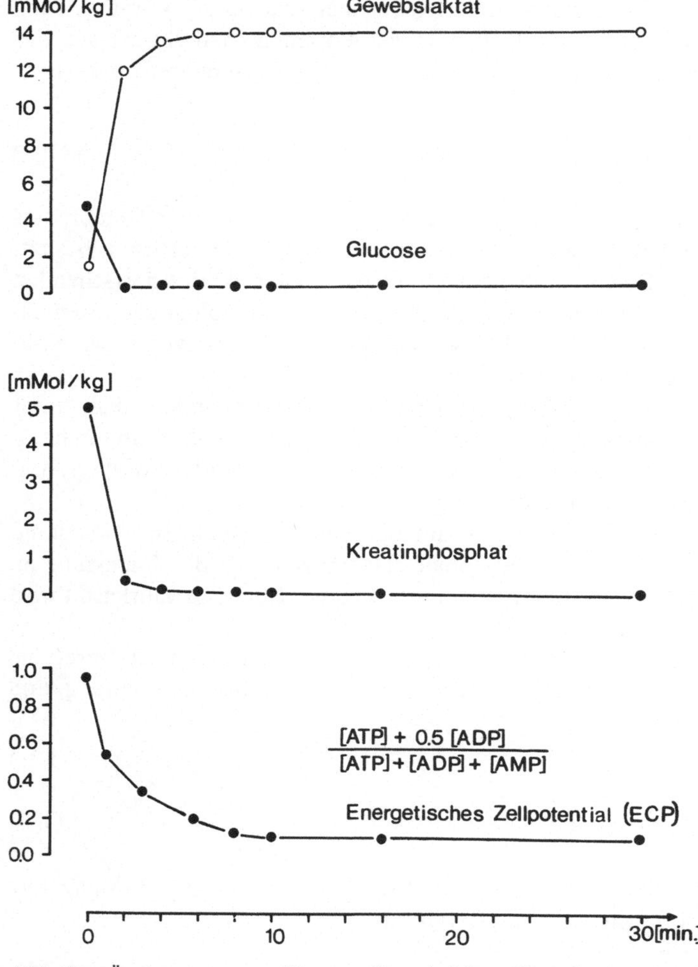

$$\frac{[ATP] + 0.5\,[ADP]}{[ATP] + [ADP] + [AMP]}$$

Abb. 3. Änderungen von Glucose, Gewebslaktat, Kreatinphosphat sowie des energetischen Zellpotentials (ECP) im cerebralen Cortex bei akuter kompletter cerebraler Ischämie (modifiziert nach 21)

Klinische Ursache einer globalen, kompletten cerebralen Ischämie sind Kreislaufstillstand und massive posttraumatische Hirnschwellung. Bei Persistenz der genannten Veränderungen werden, nach Ablauf einer bestimmten Zeitspanne (Wiederbelebungszeit), die Veränderungen irreversibel und führen zum dann auch morphologisch sichtbaren Zelltod. Kommt es innerhalb der Wiederbelebungszeit zur Reperfusion, so tritt zunächst eine Phase der Hyperämie auf, die näherungsweise der Ischämiedauer entspricht und zur Wiederherstellung der erwähnten funktionellen Störungen führen kann [16]. Dieser Hyperämie folgt erneut eine kritische Phase: die verzögerte Hyperperfusion [23]. Hier fällt die Hirndurchblutung erneut unter den Normalwert ab, bei jedoch gesteigertem Energiebedarf infolge der cellulären Restitutionsvorgänge. Diese für die nutritive Versorgung des Gewebes prekäre Lage wird

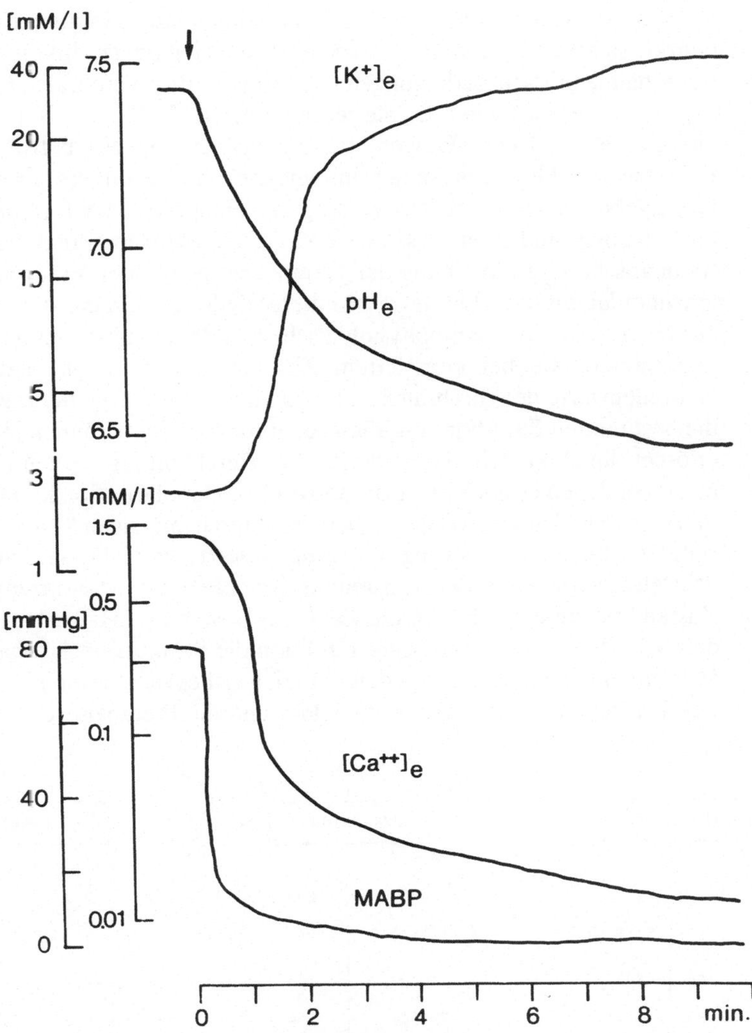

Abb. 4. Entgleisungen der cerebralen extracellulären Ionenhomöostase beim akuten cerebralen Kreislaufstillstand. Die Veränderungen von pH_e, K^+_e und Ca^{++}_e werden mit ionenselektiven Mikroelektroden gemessen, implantiert im cerebralen Cortex der Katze (Originalregistrierung)

einmal dadurch verschärft, daß die CO_2- bzw. pH-Reagibilität der Gehirngefäße noch nicht wieder vorhanden ist, d.h. daß der physiologische Kopplungsmechanismus zwischen Angebot und Bedarf noch nicht funktioniert, andererseits die bereits intakte Autoregulation eine Mehrdurchblutung über eine therapeutisch induzierte Systemdruckerhöhung verhindert [16]. Die Dauer dieser 3. Phase ist unbestimmt.

b) *Die inkomplette Ischämie* ist jedoch für die klinische Anästhesie bedeutsamer, da sie insbesondere unter Narkosebedingungen zunächst unbemerkt verlaufen kann und somit ihre potentiell fatalen Folgen u.U. erst am Ende des operativen

Eingriffes bzw. am Ende einer längerdauernden intensivstationären Beatmungsperiode sichtbar werden. Als klinische Ursachen *globaler*, inkompletter cerebraler Ischämie müssen Bedingungen mit vermindertem cerebralen Perfusionsdruck angeführt werden, wie z.B. ausgeprägte arterielle Hypotension oder erhöhter intracranieller Druck. Obwohl das Gehirn als Ganzes betroffen ist, ist die Ischämie des Gewebes immer inhomogen und besonders ausgeprägt in den Grenzgebieten der arteriellen Versorgung. Hauptursachen *regionaler* inkompletter Ischämien sind cerebrovaskuläre Verschlüsse (thrombotisch oder embolisch), traumatische Unterbrechung der Gefäßversorgung oder Vasospasmen bei Subarachnoidalblutung. Da jeweils unterschiedliche Grade der Hypoperfusion bestehen, sind die pathophysiologischen Abläufe auch zeitlich nicht so eng determiniert wie bei komplettem Zirkulationsstop. Es ist jedoch gelungen, Schwellenwerte der cerebralen Perfusion und auch Oxygenierung zu erarbeiten, die bestimmten Funktionsausfällen zugeordnet werden können [5], (Abb. 5). So erlöscht die elektrische Hirnaktivität bei Durchblutungswerten (15–20 ml/100 g min), bei denen es noch nicht zur anoxischen Depolarisation kommt (10 ml/100 g min), jenem Schlüsselereignis, bei dem durch massiven Calciumeinstrom die celluläre Strukturzerstörung in Gang gesetzt wird. Diese unterschiedlichen Schwellenwerte sind der Kernpunkt des „Penumbra“-Konzeptes, das einen Zustand postuliert, bei dem die Zelle ein Dasein im „Halbschatten“ führt, d.h. daß bei erloschener elektrischer Funktion die Struktur noch erhalten bleibt [5]. Morphologisch entspricht das dem Areal, welches sich bei einem Gefäßverschluß um den ischämischen Kernbezirk bildet und die therapeutisch angehbare Zone

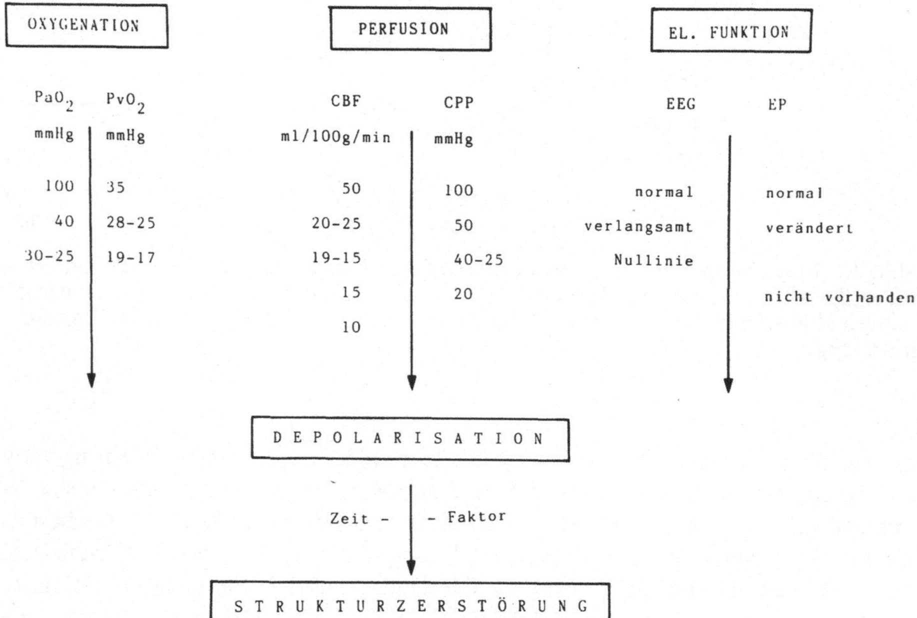

Abb. 5. Schwellenwerte der Perfusion und Oxygenierung für elektrischen Funktionsausfall und Membranintegrität im cerebralen Cortex

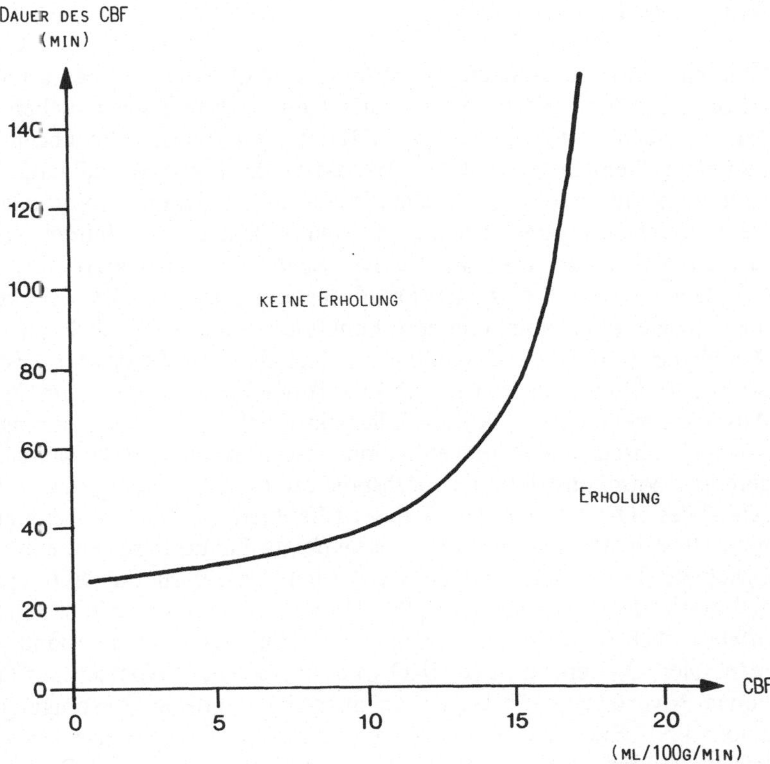

Abb. 6. Ausmaß und Dauer kritischer cerebraler Perfusionsbedingungen in ihrer Bedeutung für die Erholung neuronaler Strukturen (Modif. nach 9)

darstellt. Von Heiss und Rosner [9] ist in dieses Konzept noch der Zeitfaktor quantitativ eingearbeitet worden (Abb. 6), so daß jetzt eine Zuordnung von den genannten Schwellenwerten zur Ischämiedauer möglich ist, d.h. eine Aussage darüber erlaubt, wie lange eine kritische Perfusionsbedingung bestehen kann, bis die Schwelle der morphologischen Integrität überschritten ist. Aber nicht nur celluläre Membrandepolarisation, sondern auch die Azidose ist ein pathogenetischer Faktor für celluläre Strukturzerstörung [19]:

Während unter kompletter Ischämie bei Depolarisation die Glykolyse stoppt und kein Laktat mehr gebildet wird, ist bei inkompletter Ischämie durch fortdauernde, wenn auch ungenügende O_2-Bereitstellung bei forcierter glykolytischer Aktivität ein exzessiver Anstieg des Gehirnlaktatgehaltes mit extracellulären pH-Werten unter 5.0 zu beobachten. Eine Verstärkung dieses Effektes tritt bei präischämisch erhöhten Plasmaglucosespiegeln auf. Klinisch kann eine latente cerebrale Minderperfusion mit solch deletären Konsequenzen schon bei sogenanntem normalem Systemdruck resultieren, wenn die Kurve der Autoregulation der cerebralen Durchblutung nach rechts verschoben ist, z. B. beim Hypertoniker. Aber auch Patienten im protrahierten Schock mit oft nur mäßig hypotonen Werten sind besonders gefährdet, da bei ihnen der cerebrale Perfusionsdruck infolge eines Hirnödems bereits kritisch erniedrigt sein kann.

Hypoxische Hypoxie

Klinische Bedingungen, die zu verminderter O_2-Beladung des arteriellen Blutes führen, sind dem Anästhesisten wohlbekannt; erwähnt seien – neben dem Aufenthalt in großen Höhen –, niedriger FiO_2 unter Anästhesiebedingungen, zentrale und periphere Atemlähmung, akute Obstruktion der Luftwege und pathologische Veränderungen im cardio-pulmonalen System mit begleitender Verschlechterung des Ventilations-Perfusionsverhältnisses. Man weiß seit vielen Jahren, daß unter Normalbedingungen die arterielle Sauerstoffspannung bis auf Werte um 30 Torr absinken kann, ohne daß es zu lebensbedrohender cerebraler Hypoxie kommt. Allerdings reagieren bestimmte höhere Funktionen sehr empfindlich auf schon geringe Abfälle des pO_2, wie z. B. die Dunkeladaptation; psychologische Tests weisen erst ab 50 Torr Abnormalitäten auf, ab 40 Torr pO_2 kommt es zu ausgeprägten mentalen Ausfallerscheinungen. Die – im Falle von erhaltener Spontanatmung – bei ca. 60 Torr pO_2 einsetzende Hyperventilation verschlechtert, über die daraus resultierende cerebrale Vasokonstriktion, zunächst die cerebrale O_2-Verfügbarkeit. Bei weiterem Abfall des pO_2 (<40 Torr) wird dieser Effekt jedoch durch Vasodilatation aufgehoben, aufrechterhalten durch eine ausgeprägte Laktazidose und extracelluläre K^+-Erhöhung. Der daraus resultierende Anstieg der Gehirndurchblutung beträgt bis zu 400–500% des Kontrollwertes [18]. Diese Erhöhung der cerebralen Perfusion ist offensichtlich in der Lage, sowohl den cellulären Energiebestand als auch den cerebralen O_2-Verbrauch ($CMRO_2$) bei hypoxischer Hypoxie über lange Zeit auf hohem Niveau zu gewährleisten, bei allerdings deutlicher Ausprägung einer Laktazidose [28]. Erst beim Erreichen bestimmter Schwellenwerte kommt es zu den bereits beschriebenen massiven Veränderungen, bei deren Persistenz celluläre Destruktion folgt. Ob die bei leichter Hypoxie beobachteten Funktionseinbußen Indikator für sehr früh einsetzende Änderungen im Transmitterstoffwechsel sind, ist noch nicht endgültig geklärt. Der beschriebene vaskuläre Kompensationsmechanismus kann aber nur bei intakter Reagibilität auf die lokalen Determinanten der cerebralen Gefäßweite greifen. Patienten mit eingeschränkter vaskulärer oder cardialer Leistungsreserve sind einem verminderten O_2-Partialdruck in der Atemluft relativ schutzlos ausgeliefert.

Anämische Hypoxie

Eine verringerte Sauerstofftransportkapazität des Blutes resultiert meist aus akutem Blutverlust, entweder bei Trauma oder unter intraoperativen Bedingungen; sie kann aber auch durch Vit.-B_{12}-Mangel oder Kohlenmonoxidvergiftung bedingt sein. Obwohl dabei der arterielle Sauerstoffgehalt wie bei hypoxischer Hypoxie vermindert ist, besteht der wesentliche Unterschied in einem unveränderten arteriellen pO_2. Die Diffusion von Sauerstoff ins Gewebe ist daher im Vergleich zur hypoxischen Hypoxie verbessert. Ebenfalls günstig wirkt sich entsprechend Gl. 2 die reduzierte Blutviskosität bei anämischer Hypoxie auf die Hirndurchblutung im Sinne einer Zirkulationsverbesserung aus. Im tierexperimentellen Modell kann man zwar den arteriellen Hämoglobingehalt auf Werte bis zu 3 g/100 ml senken, ohne daß die cerebrale Sauerstoffverbrauchsrate absinkt, jedoch gelingt das nur durch eine gleichzeitige kompensatorische Steigerung der Hirndurchblutung um das 4-5fache. Aufgrund eigener tierexperimenteller Untersuchungen konnten wir zudem die frühzeitige Entwicklung einer cerebralen extracellulären Azidose bei hypervolämischer Hämodilution nachweisen, ein Warnsignal dafür, daß das Gehirn am Rande seiner Kompensationsmöglichkeiten arbeitet. Das muß insbesondere dann der Fall sein, wenn cardiale Einschränkungen für die kompensatorische Erhöhung des Herzzeitminutenvolumens bestehen bzw. die Hirngefäße durch begleitende Hyperventilation verengt sind. Daß der Gewebslaktatgehalt für eine beliebige Reduktion des arteriellen O_2-Gehaltes bei hypoxischer Hypoxie stärker erhöht ist als bei anämischer Hypoxie, gibt letztlich Gewißheit darüber, daß die O_2-Versorgung des Gewebes unter anämischen Bedingungen relativ besser gewährleistet ist. Bei Unterschreiten einer bestimmten cerebralen O_2-Verfügbarkeit resultieren die gleichen Veränderungen wie bei ischämischer oder hypoxischer Hypoxie.

Abschließend zu diesem Kapitel soll jedoch darauf hingewiesen werden, daß man in der klinischen Praxis häufig mit allen genannten Hypoxieformen beim gleichen Patienten konfrontiert ist: beispielhaft erwähnt sei der Polytraumatisierte mit ausgeprägtem Blutverlust, Lungenkontusion und assoziiertem Schädel-Hirn-Trauma. Die hier gegebene Einteilung erscheint jedoch unter dem Gesichtspunkt eines besseren pathophysiologischen Verständnisses sinnvoll.

Pharmakotherapeutische Aspekte zur Prävention und Behandlung des akuten cerebralen O_2-Mangel-Syndroms

Welche Schlußfolgerungen für therapeutische Maßnahmen lassen sich aus einer solchen Analyse der pathophysiologischen Ereignisse ziehen?

Aus den bisher erörterten pathophysiologischen Überlegungen erscheint es einleuchtend, daß das Ziel einer Prävention und Behandlung eines akuten cerebralen O_2-Mangelsyndroms darin bestehen sollte, die Balance zwischen Angebot und Nachfrage an O_2 und Substraten so zu gestalten, daß, wie es physiologischerweise der Fall ist, die Angebotsseite überwiegt. Dabei hat sich eine Einteilung entsprechend des Zeitpunktes der therapeutischen Intervention bewährt, d.h. das beinhaltet Maßnahmen im präventiven Sinne, gefolgt von Überlegungen zum Hirnschutz bei schlechten O_2-Versorgungsbedingungen und solche während der Erholungsphase.

1. Präventivmaßnahmen

a) Stoffwechseldepression

Vor Eintritt kritischer cerebraler Nutritionsbedingungen ist durch Applikation eines stoffwechseldepressiven Pharmakons vom Typ Thiopental, Methohexital oder Etomidate eine begrenzte Schutzwirkung auf das ZNS zu erwarten, da bei einem erniedrigten Bedarf an O_2 infolge Stoffwechseldepression auch das Angebot entsprechend verringert sein darf. Dabei sollte die Wirkdauer der Substanz der erwarteten Ischämiedauer entsprechen, um die für die Erholung erforderliche postischämische Hyperperfusion nicht zu beeinträchtigen. Die Dosierung sollte sich an der Unterdrückung des spontanen EEG ausrichten, eine darüber hinausgehende Dosissteigerung erbringt keinen weiteren therapeutischen Nutzen, da keine weitergehende Senkung des cerebralen O_2-Verbrauchs erreicht werden kann. Für stabile Kreislaufverhältnisse mit normotonen bis leicht hypertonen Werten ist dabei in besonderer Weise Sorge zu tragen. Ein solches Verfahren bietet sich z.B. bei der Anästhesie zur Carotischirurgie, bei Bypassoperationen anderer supraaortaler Gefäße sowie bei Anwendung bestimmter Techniken bei der Chirurgie cerebraler Aneurysmen an. Falls erhöhtes intracerebrales Blutvolumen keine Rolle spielt (z.B. bei normaler intrakranieller Compliance), ist auch die Verwendung von Isofluran als volatiles Anästhetikum zu empfehlen, bei dem ausgeprägte Stoffwechseldepression mit erhöhtem Blutangebot im ZNS gepaart ist [22]. Es versteht sich von selbst, daß Zustände, die mit einem gesteigerten cerebralen Bedarf an O_2 einhergehen, schon *vor* Einleitung einer Narkose bzw. im Rahmen intensivstationärer Betreuung therapiert werden müssen, z.B. Senkung erhöhter Temperaturen, Behandlung von Konvulsionen, Blockierung von afferenten Stimulationen (Schmerzreize). Ob sich ein solches Verfahren auch prinzipiell bei Operationen mit extracorporaler Zirkulation empfehlen läßt, ist noch nicht sicher, da hier der Hauptschutz durch die obligatorische Hypothermie garantiert wird [6].

b) Membranstabilisierung

Eine Verzögerung des cellulären K^+-Effluxes als Ausdruck der membranären Depolarisation infolge des energetischen Defizits ist nur in sehr begrenztem Umfang möglich. Prophylaktische Applikationen von Phenytoin [3] als auch von Lokalanästhetika [4] sind hier wirksam, letztere allerdings in Dosen, die für die Anwendung an Menschen bei weitem zu hoch erscheinen. Ob es gelingt, durch Einsatz von sog. Calciumantagonisten den depolarisationsgetriggerten Ca^{++}-Einstrom zu blockieren, ist noch ungeklärt. Eigene tierexperimentelle Untersuchungen mit Flunarizin haben nur eine zeitlich begrenzte Blockierung unter Bedingungen schwerer inkompletter Ischämie ergeben.

c) Angebotsverbesserung

Hauptaugenmerk bei der Prävention akuter cerebraler Hypoxie sollte zunächst immer auf den Versuch zur Verbesserung des O_2-Angebotes gerichtet sein. Das beinhaltet einmal die Beseitigung einer vorbestehenden ausgeprägten Anämie, krankengymnastischen und atemtherapeutischen Maßnahmen bei vorbestehenden Lungenerkrankungen sowie Einstellung einer ausreichenden FiO_2 bei Narkosebeginn. Mittel zur Therapie einer latenten bzw. manifesten Herzinsuffizienz und somit zur Verbesserung des cerebralen Perfusionsdruckes stehen ausreichend zur Verfügung. Ein vorbestehender erhöhter intrakranieller Druck sollte durch geeignete Maßnahmen, wie z.B. Stoffwechseldepressiva (Barbiturate), Osmodiuretika etc. möglichst schon präoperativ zur Norm zurückgeführt werden, um einen ausreichenden cerebralen Perfusionsdruck zu gewährleisten. Hyperventilation bei anämischer und hypoxischer Hypoxie ist jedoch aus den bereits genannten Überlegungen abzulehnen. Hämodilution zur Verbesserung der rheologischen Eigenschaften des Blutes setzen wir nur bei primär erhöhtem Hkt ein und dilutieren bis maximal 35–40

Vol.%. Oft ist der primär erhöhte Hkt lediglich Ausdruck eines intravasalen Volumenmangels, der in jedem Fall präoperativ beseitigt werden sollte, um kritische Blutdruckabfälle bei Narkose-Einleitung zu verhindern.

2. Maßnahmen bei bereits eingetretenen kritischen Versorgungsbedingungen

Spezielle Maßnahmen, die „cerebroprotektiv" bei bereits eingetretener kritischer Situation wirken, sind nicht bekannt. Bei anämischer und hypoxischer Hypoxie könnte, sofern die Kreislaufbedingungen es zulassen, ein Versuch mit stoffwechseldepressiven Pharmaka zur Bedarfsminderung gerechtfertigt sein, bei ischämischer Hypoxie ist das jedoch mehr als zweifelhaft, da man nicht weiß, ob das Pharmakon überhaupt den gewünschten Wirkort erreicht. Es muß jedoch betont werden, daß weder stoffwechseldepressive noch membranstabilisierende Medikamente hier die dringliche Indikation zur Beseitigung der kritischen Bedingungen ersetzen können. Das heißt in der Praxis, daß schlechte Kreislaufverhältnisse baldmöglichst stabilisiert werden müssen und für eine gute Oxygenierung sowie für Ersatz verlorener Sauerstoffträger gesorgt werden muß. Bei cerebralem Vasospasmus infolge Subarachnoidalblutung erscheint nach vielen klinischen und experimentellen Studien der Einsatz von Calciumantagonisten, wie z.B. Nimodipin, Verapamil oder Flunarizin möglicherweise gerechtfertigt [2].

3. Maßnahmen in der posthypoxischen Phase

Es ist seit einigen Jahren bekannt, daß die postischämische Hyperperfusion Grundvoraussetzung für eine Reanimation der erloschenen Hirnfunktion ist. Therapeutische Maßnahmen, die diese Hyperperfusion blockieren, wie z.B. Barbiturate oder Etomidate, wirken sich negativ auf die Erholung aus [13] und begünstigen die Ausprägung eines No-reflow-Phänomens. Oberstes Therapiegebot nach ischämischer Hypoxie ist somit die Etablierung eines übernormalen Perfusionsdruckes (20–40%), der in den meisten Fällen in der Lage ist, eine rasche Normalisierung der entgleisten physiologischen und biochemischen Parameter zu erreichen, zumindest im tierexperimentellen Modell nach Ischämiedauern bis zu 1 Std. Daß auch hier für optimierte rheologische Eigenschaften sowie gute Oxygenierung zur Etablierung einer ausreichenden cerebralen O_2-Verfügbarkeit gesorgt werden muß, versteht sich von selbst. In der Phase der „delayed hypoperfusion" nach ischämischer Hypoxie hat sich, aufgrund zahlreicher neuerer Untersuchungen, der Einsatz von Calciumantagonisten bewährt [29]. Sie sind offensichtlich in der Lage, den bereits geschilderten späten erneuten Abfall der Hirndurchblutung unter die Bedarfsgrenze aufzuhalten und eine adäquate O_2-Versorgung in der späten postischämischen Phase zu gewährleisten. Ihr Einsatz sollte aber erst dann erfolgen, wenn die initiale Hyperämie abgeklungen ist, um nicht über eine Verstärkung der Hirnschwellung den Perfusionsdruck erneut in kritische Bereiche abfallen zu lassen.

Zusammenfassung und Ausblick

Zusammenfassend läßt sich feststellen, daß es bei der Vielzahl pathophysiologischer Abläufe beim Syndrom des akuten Sauerstoffmangels sicher kein Therapiekonzept gibt, das für alle Formen und zu allen Zeitpunkten des O_2-Mangels in gleicher Weise wirksam ist. Wir werden sicher den Einsatz von stoffwechseldepressiv wirksamen Pharmaka auf Situationen mit erhöhtem ICP, auf Zustände mit cerebralem Hypermetabolismus sowie auf kurz wirksame Präventivmaßnahmen reduzieren müssen, sie dann aber gezielt in adäquater Dosierung und gepaart mit entsprechendem Monitoring einsetzen. Für alle anderen gezeigten Bedingungen erscheint die Intensivierung von Allgemeinmaßnahmen (z.B. ausreichende Oxygenierung, guter CPP), evtl. unterstützt durch die erwähnten Medikamentengruppen (z.B. Calciumantagonisten), die heute am sinnvollsten durchzuführende Therapie. Für einen weiteren Fortschritt auf dem Gebiet entscheidend ist jedoch die Entwicklung neuer Meßverfahren, die neben den bioelektrischen Funktionen auf nicht invasivem Weg eine bessere Diagnostik des momentan ablaufenden pathophysiologischen Geschehens im ZNS ermöglichen.

Literatur

1. Abramson NS, Safar P, Detre K, Kelsey S, Monroe J, Reinmuth O, Snyder J, Mullie A, Hedstrand U, Tammisto T, Lund I, Breivik H, Lind B, Jastremski M (1983) Results of a randomized clinical trial of brain resuscitation with Thiopental. Anesthesiology 59, 101
2. Allen GS, Ahu HS, Preziosi TJ (1983) Cerebral arterial spasm–controlled trial of Nimodipine in patients with subarachnoid haemorrhage. New Engl J Med 308: 619–624
3. Artru AA, Michenfelder JD (1981) Anoxic cerebral potassium accumulation reduced by Phenytoin mechanism of cerebral protection? Anesth Analg 60: 41–45
4. Astrup J, Sovsted P, Gjerris F, Sorensen HR (1981) Increase in extracellular potassium in the brain during circulatory arrest. Effects of Hypothermia, Lidocain and Thiopental. Anesthesiology 55:256
5. Astrup J, Symon L, Branston NM, Lassen NA (1977) Cortical evoked potential and extracellular K^+ and H^+ at critical levels of brain ischemia. Stroke 8: 51–57
6. Berntmann L, Keykhah M, Harp J (1980) Cerebral protective effect of low grade hypothermia. Anesthesiology 53: 240
7. Betz E (1972) Cerebral Blood Flow: Its management and regulation. Physiol Rev 52: 595–616
8. Harris RJ, Symon L, Branston NM, Bayham M (1981) Changes in extracellular calcium activity in cerebral ischemia. J Cereb Blood Flow Metabol 2: 203–211
9. Heiss WD, Rosner G (1983) Functional recovery of cortical neurons as related to degree and duration of ischemia. Ann Neurol 14: 294–301
10. Heuser D (1981) Local ionic control of cerebral microvessels. In: Application of ion selective microelectrodes. Ed.: Th. Zeuthen, Elsevier/North Holland Biomedical Press Amsterdam–New York–Oxford pp 85–105
11. Heuser D, Guggenberger H (1985) The significance of vascular resistance in reperfusion following cerebral ischemia. In: Cerebral Vascular Spasm (D. Voth, P. Glees eds.) Walter de Gruyter Berlin, New Your pp. 97–101
12. Heuser D, Guggenberger H (1985) Ionic changes in brain ischemia and alterations produced by drugs. Br J Anaesth 57: 23–33

13. Heuser D, Guggenberger H (1983) Recovery from disturbed ion homeostasis following severe incomplete ischemia and modification by the metabolic despressant drug Etomidate. In: Brain Protection, Eds.: K. Wiedemann, S. Hoyer; Springer-Verlag Berlin-Heidelberg-New York-Tokyo, 38–44
14. Hossmann KA (1972) Development and resolution of ischemic brain swelling. In: Dynamics of Brain Edema, Pappius, HM, Feindel, W (eds.) Springer-Verl. Berlin 107–122
15. Hossmann KA (1982) Treatment of experimental cerebral ischemia. J Cerebr Blood Flow Metabol 2: 275–297
16. Hossmann KA, Lechtape-Grüter H, Hossmann V (1973) The role of cerebral blood flow for the recovery of the brain after prolonged ischemia. Z. Neurol. 204, 281–299
17. Hossmann KA, Sakaki S, Zimmermann V (1977) Cationic activities in reversible ischemia of the cat brain. Stroke 8: 77–81
18. Johannsson H, Siesjö BK (1974). Blood flow and oxygen consumption of rat brain in profound hypoxia. Acta physiol scand 90: 281
19. Kalimo H, Rehncrona S, Soederfeldt B, Olsson Y, Siesjö BK (1981) Brain lactic acidosis and ischemic cell damage: 2. Histopathology. J Cereb Blood Flow Metabol. 1: 313–327
20. Kuschinsky W, Wahl M (1978) Local chemical and neurogenic regulation of cerebral vascular resistance. Physiol Rev 58: 656–689
21. Ljunggren B, Schutz H, Siesjö BK (1974) Changes in energy state and acid-base parameters of the rat brain during complete compression ischemia. Brain Res 73: 277
22. Newberg L, Michenfelder JD (1983) Cerebral protection by Isoflurane during hypoxemia or ischemia. Anesthesiology 59: 29–35
23. Rehncrona S, Abdul-Rahman A, Siesjö BK (1979) Local cerebral blood flow in the postischemic period. Acta neurol. scand. Suppl. 72, 60, 294
24. Siemkowicz E, Hansen A J (1981) Brain extracellular ion composition and EEG activity following 10 minutes ischemia in normo and hyperglycemic rats. Stroke 12: 236–240
25. Siesjö BK (1978) Brain energy metabolism. John Wiley and Sons, Chichester, New York, Brisbane, Toronto
26. Siesjö BK (1981) Cell damage in the brain: A speculative synthesis. J. Cereb. Blood Flow Metabol, 1: 155–185
27. Siesjö BK, Johannson H, Ljunggren B, Norberg K (1974) Brain dysfunction in hypoxia and ischemia. In: Brain Dysfunction in Metabolic Disorders. Ed: F. Plum, Raven Press, New York
28. Siesjö BK, Nilsson L (1971) The influence of arterial hypoxemia upon labile phosphates and upon extracellular and intracellular lactate and pyruvate concentrations in the rat brain. Scand J clin Lab Invest 27: 83
29. Steen PA, Newberg LA, Milde JH, Michenfelder JD (1984) Cerebral blood flow and neurologic outcome when Nimodipine is given after complete cerebral ischemia in the dog. J Cereb Blood Flow Metabol 4: 82–87

Die Effektivität hirnprotektiver Pharmaka im Spiegel bioelektrischer Funktionsdiagnostik

H. Schoeppner

Die Funktionseinheit von Perfusion, Energiestoffwechsel und Membranpolarisation verleiht der morphologischen Elementareinheit: Kapillare–Astroglia–Neuron jene Dynamik, welche neuronale Funktion mit ihren registrierenden, koordinierenden, informationsspeichernden und gnostischen Eigenschaften möglich macht[9].

Trauma, Ischämie, Intoxikation, metabolische Dysregulation haben als gemeinsame pathogenetische Leitschiene die postischämische Encephalopathie mit ihren restflußadaptierten Intensitätsstufen (Abb. 1):

1. (55–30ml/100 g Gewebe/1 min): Zunehmende Entkoppelung von Perfusion und Metabolismus, Verlust der Autoregulation, zerebrale Laktazidose.
2. Sodann triggern Steigerung der CO_2-Akkumulation, pH-Abfall und Anstieg von NADPH im Gewebe einen selbststeuernden Mechanismus (Aktivierung der Glutaminsäuredecarboxylase, Inhibierung der GABA-transaminase [4, 38, 39], Penumbra [4], Hypochreiose [28, 33] oder Mangelwirkung ohne meßbare Not [21] genannt), welcher die Ausbildung mikrostruktureller Läsionen bei weiter sinkendem pO_2 zunächst hintanhält. Bei einem Restfluß von 18 ml/100 g/1 min erlischt die bioelektrische Aktivität zugunsten des Erhaltungsstoffwechsels.

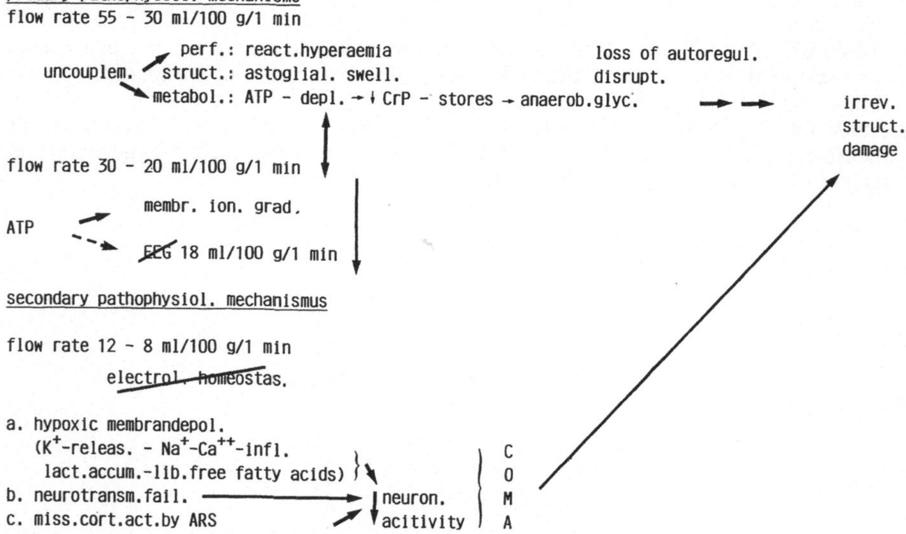

Abb. 1. Verlauf der postischämischen Enzephalopathie mit ihren restflußadaptierten Intensitätsstufen

3. Von einem Restfluß von 12 ml/100 g/1 min ab leitet der Zusammenbruch der Elektrolythomoiostase mit
   a) hypoxischer Membrandepolarisation [2],
   b) Entgleisung der Neurotransmitterbalance und
   c) Versiegen der cortikalen Afferenzierung durch das aktivierende, pontomes-encephale System der aszendierenden Retikulärformation den Verlust neuronaler Aktivität ein. Dabei ist die Ausbildung mikrostruktureller Läsionen eine Funktion der Zeit.

Vor dem Hintergrund der allgemeinen Intensivtherapie mit Erhaltung eines suffizienten zerebralen Perfusionsdruckes, Senkung des intrazerebralen Druckes durch mäßige Hyperventilation mit gleichzeitiger Normalisierung der Sauerstoffsättigung des Blutes verfolgt die pharmakologische Hirnprotektion die folgenden Ziele:

1. Senkung des zerebralen Bedarfes an energiereichen Phosphaten,
2. Aufhebung des No-reflow-Phänomens,
3. Retransformation des cholinergen in ein GABAerges Syndrom,
4. Restabilisierung der neuronalen Membran.

Die Angriffspunkte dieser Pharmaka liegen in den Bereichen (Abb. 2)

1. Energiestoffwechsel (Interferenz mit Enzymen der oxydativen Glukosephosphorylierung [16],
2. Einstellung der lichten Gefäßweite (Erhöhung des Tonus der arteriolären Vasomotoren) und
3. Neuronaler Membran (Stabilisierung durch Hinderung der K^+-Freisetzung [3] und Blockierung der Na^+-Kanäle [17]).

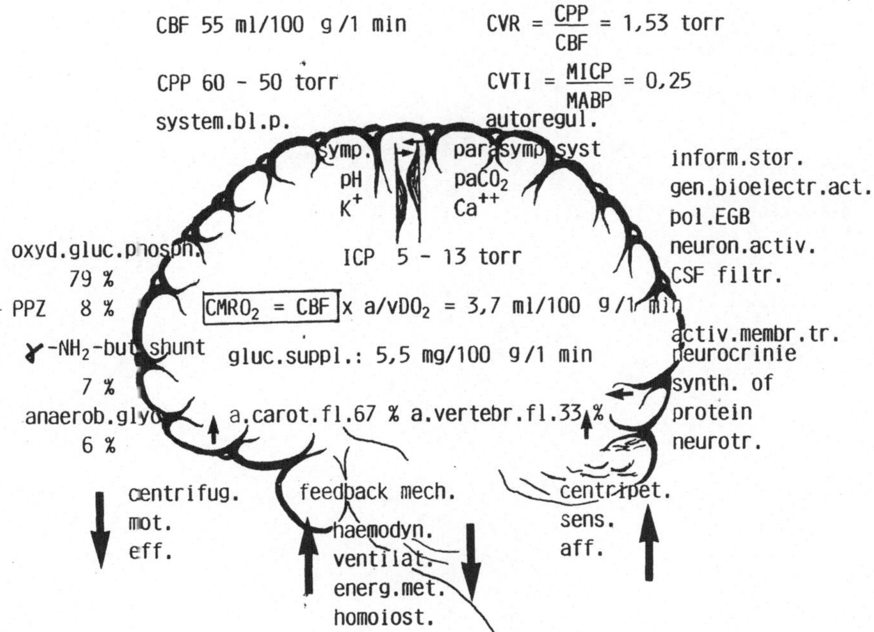

Abb. 2. Die Einheit von Hirnperfusion, energielieferndem Stoffwechsel und Membranpolarisierung, Quelle neuronaler Funktion und Angriffspunkt hirnprotektiver Pharmaka

Neben Klinik, radiologischer Diagnostik und biochemischer Liquoranalyse leisten die elektrophysiologischen Verfahren einen Beitrag zu Indikation, Dosisermittlung und Effektivitätskontrolle der Pharmaka.

Das Elektroenzephalogramm stellt die Summation der Felder postsynaptischer, dendritischer und axodendritischer Potentiale von Myriaden von Neuronen hauptsächlich der ganglionären Schicht V des Cortex cerebri dar [29, 45]. Die Potentialgenerierung kann als Resultante von Perfusion, Metabolismus und Membranpolarisation angesehen werden [9].

1. Der Cerebral-Funktion-Monitor ergibt die durch einen Kanal aufgezeichnete gemittelte Frequenz und Amplitude. Seine Verwendung erlaubt die Erkennung massiver Überdosierung von Pharmaka und globaler Ischämie. Er gestattet keine topische Zuordnung (fokale Ischämie) von EEG-Veränderungen.

2. Das konventionelle EEG (8 Kanäle, bipolare, zentrenzephale Schaltung, Verstärkung 50 µV) erlaubt die Erkennung von Frühzeichen zerebraler Ischämie und deren Lokalisation.

3. Die mikroprozessorgestützte EEG-Analyse bedeutet einen Fortschritt für die Langzeitüberwachung. Die Spektralanalyse transformiert das im Zeitbereich aufgezeichnete EEG-Signal in den Frequenzbereich um. Die gewonnenen Powerspektren geben den Anteil der verschiedenen Frequenzbänder über einen bestimmten Zeitabschnitt wieder. Es besteht indes ein Informationsverlust hinsichtlich der Erkennung pathologischer Wellenformen und der Einordnung bestimmter Frequenzmuster [45].

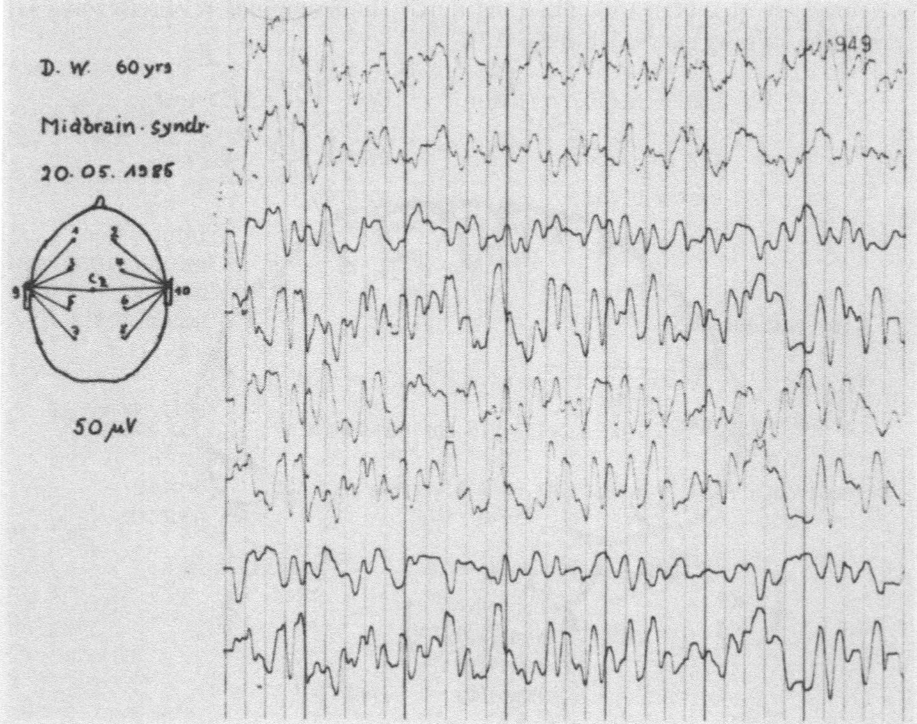

Abb. 3. Gesteigerte neuronale Entladungstendenz (Steile Abläufe aus dem Theta-Bereich und sharp waves) nach akutem Mittelhirnsyndrom

4. Eine Darstellungsform der Frequenzanalyse, welche sich besonders in der Überwachung der Karotischirurgie [31] bewährt hat, ist die vertikale Aufzeichnung der Frequenzbereiche (compressed spectral array) mit Markierung der Frequenzen noch signifikant nachweisbarer Energie (spectral edge frequency) (Neurotrac-System).
5. Nachweis evozierter Potentiale (sie werden durch sensorische-Stimuli vom Rezeptororgan übergeleitet zu zugeordneten Rindenfeldern. Die primäre Antwort ist eine Integration lokaler, postsynaptischer Potentiale einer großen Anzahl von Neuronen primärer zugeordneter Rindenfelder). Sie ermöglichen eine Beurteilung der den Vigilanzgrad bestimmenden Hirnstammfunktion [1, 14, 25, 29].

Die Ermittlung des Ausgangszustandes synaptischer Transmission ist die Grundlage für den selektiven Einsatz hirnprotektiver Pharmaka. Dabei geht es im wesentlichen um die 4 folgenden Komplexe [35]:
1. Den von gesteigerter Entladungstendenz (Abb. 3) über Polyspikesmuster bis hin zu echten 3 s spike/waves-Komplexen sich erstreckenden Bereich bioelektrischer Hyperaktivität.
2. Um Zeichen fokaler (isoelektrische Strecken, unterbrochen durch bursts spannungs- und frequenzinstabiler Wellen) (Abb. 4) oder globaler (generalisierte Spannungsdepression) Ischämie.
3. Comaformen: Dabei erlaubt die EEG-Registrierung eine gewisse kausale Zuordnung (generalisierte Theta/Delta-Aktivität bei posttraumatischem Coma (Abb. 5), steile triphasische Wellen bei metabolisch, vornehmlich hepatogen bedingtem Coma) (Abb. 5).

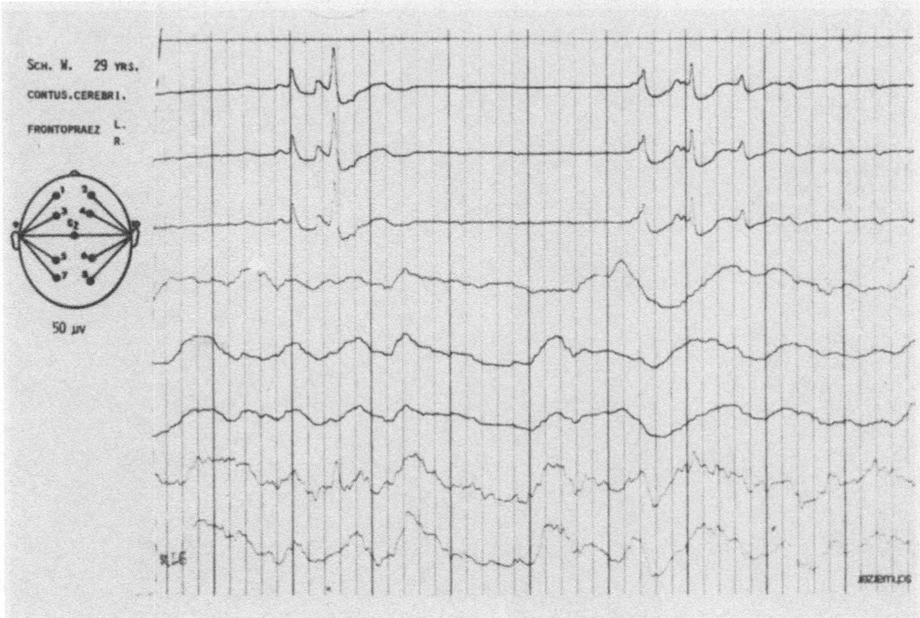

Abb. 4. Focale Ischämie infolge von Kontusionsherd bifrontopräzentral und links temporal, nachgewiesen im CT

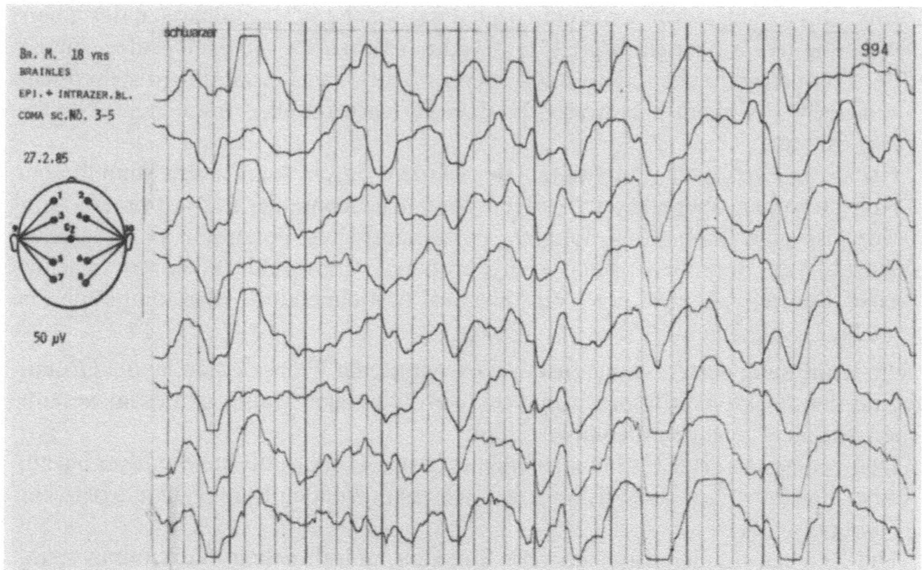

Abb. 5.   Posttraumatisches Coma mit generalisierter Theta/Delta-Mischaktivität

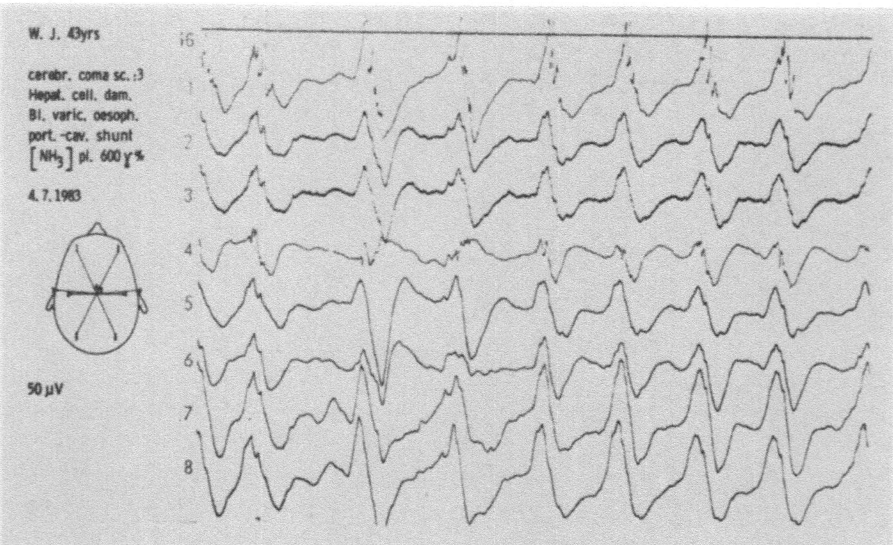

Abb. 6.   Generalisierte, steile, triphasische Wellen bei metabolisch (hepatogen) bedingtem Coma

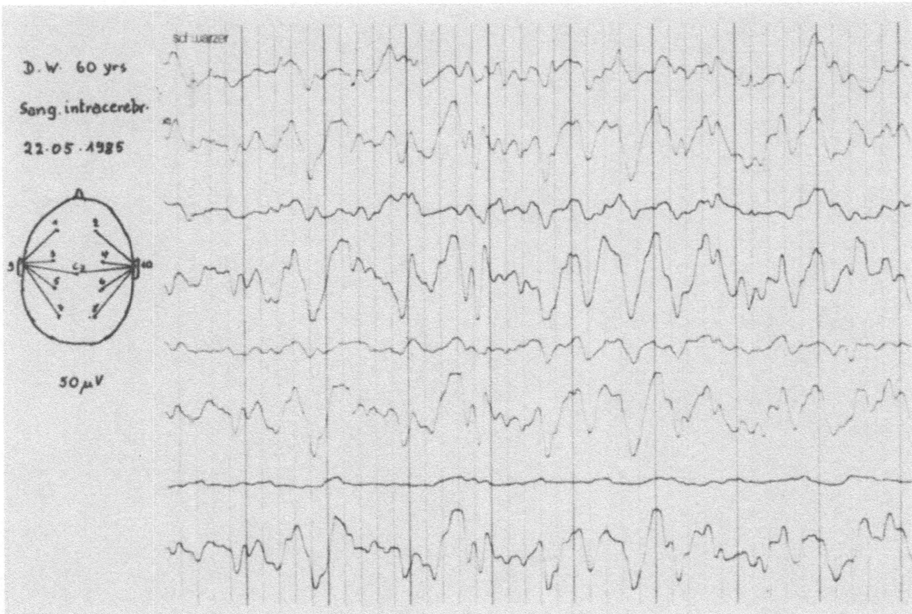

Abb. 7. Massiver Delta-Focus im EEG nach posttraumatischem intrazerebralem Hämatom

4. Um den Delta-Focus als Folge von Rindenprellungsherden, begrenzten epi-, sub-
oder intracerebralen Blutungen (Abb. 7).

Im Falle von Krampfaktivität, 3/s Spike/Waves- Komplexen oder Polyspikes-
Mustern (Abb. 8) führen *Barbiturate* zur Deafferenzierung aller neuronalen Strukturen [28, 41]. Die Reduktion der kortikalen Perfusion um 54% wird von einer
korrespondierenden Senkung des kortikalen Bedarfs an energiereichen Phosphaten
begleitet. Barbiturat tritt als 2, 4, 6-Trioxiperhydropyrimidin in einen kompetitiven
Mechanismus mit dem Enzym Dihydroorotase (Ureidobernsteinsäure-Dihydro-
orotsäure) auf dem Syntheseweg der Pyrimidinnukleotide der oxydativen Glukosephosphorylierung [16].

Barbiturate sind indes nicht zur Blockade der Sympathicushyperaktivität nach
Schädelhirntrauma (akutes Mittelhirnsyndrom) befähigt. Dosiserhöhung über die
Burst-Suppression-Ebene (Abb. 9) (nach Kubicki [48]) kortikale Eigenrhythmen,
nach Barker [47] Folge von Barbiturateinwirkung auf den transmembranalen K^+-
Transportmechanismus mit Hpyerpolarisation neuronaler Membranen) gefährdet
den zerebralen Perfusionsdruck ohne weitere Stoffwechselsenkung.

Bewirken Barbiturate eine Hemmung excitatorischer Mechanismen, so verstär-
ken *Benzodiazepine* die inhibitorische Transmission, da ihre Wirkung über spezifische Rezeptoren vermittelt wird, die als Modulatoren des GABAergen Systems
fungieren [23]. Sie sind daher zur fortleitenden Therapie gesteigerter neuronaler
Entladungstendenz geeignet. Während das Kennzeichen der Diazepam-Wirkung
eine generalisierte Beta-Aktivierung (Abb. 10) ist, ist der Wirkungseintritt von
Flunitrazepam und Imidazobenzodiazepin (Midazolam) durch das Auftreten von
Beta-Spindeln entsprechend dem C-Stadium orthodoxen Schlafes charakterisiert.

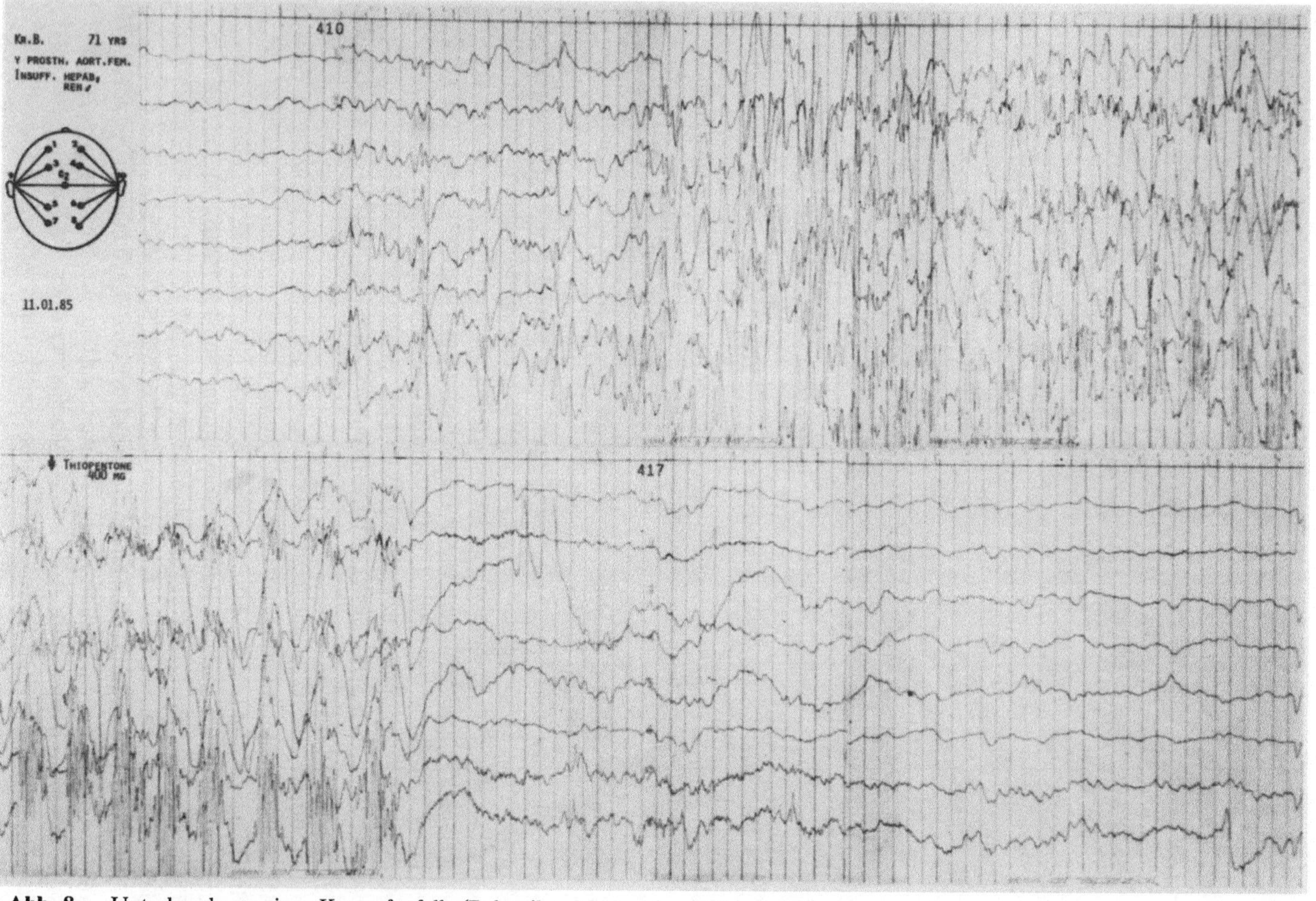

Abb. 8.   Unterbrechung eines Krampfanfalls (Polyspikes-Muster durch Thiopental)

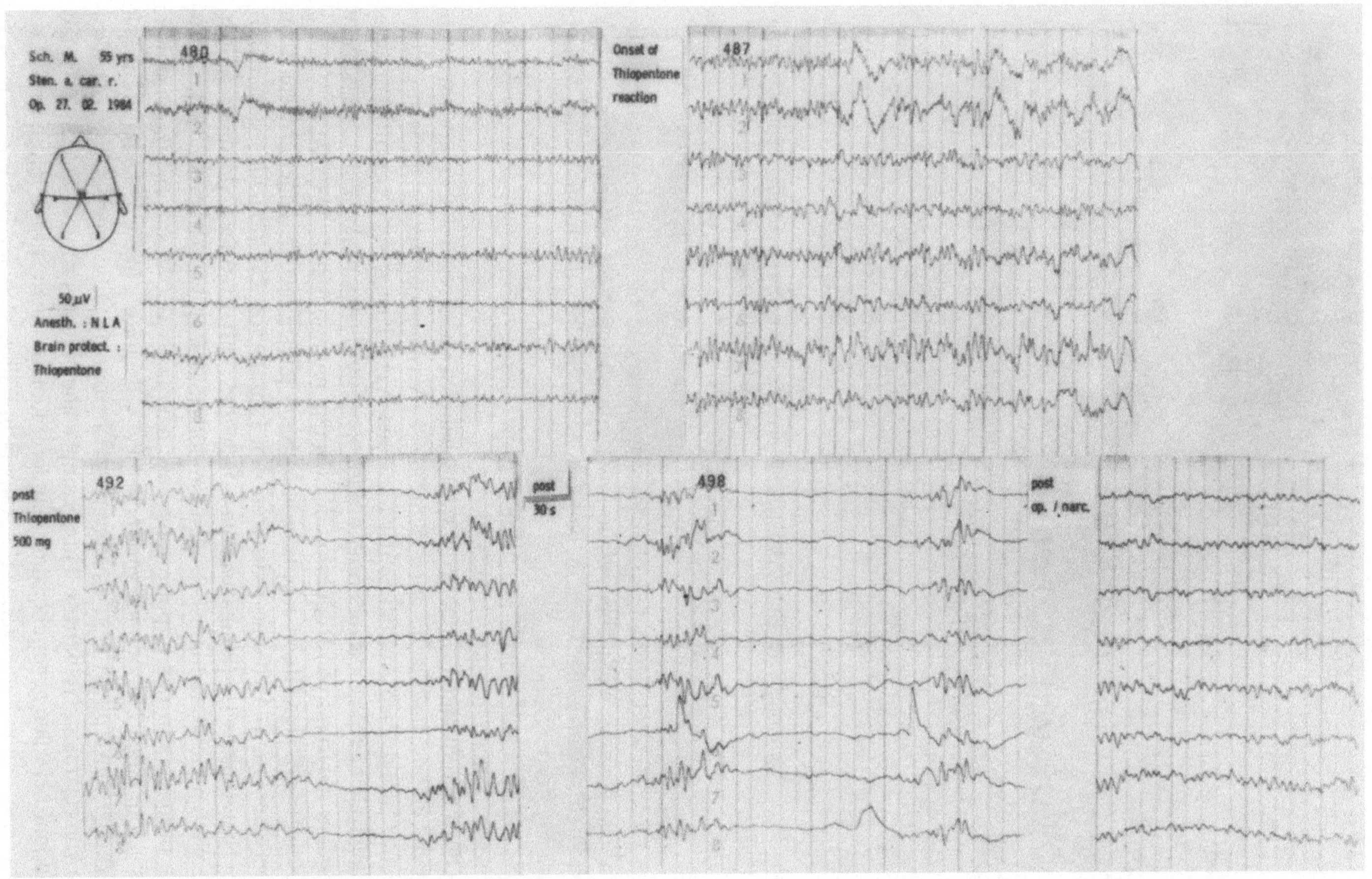

Abb. 9   Burst-Suppression-Muster nach Narkoseeinleitung mit Thiopental zur Desobliteration einer A. carotis interna

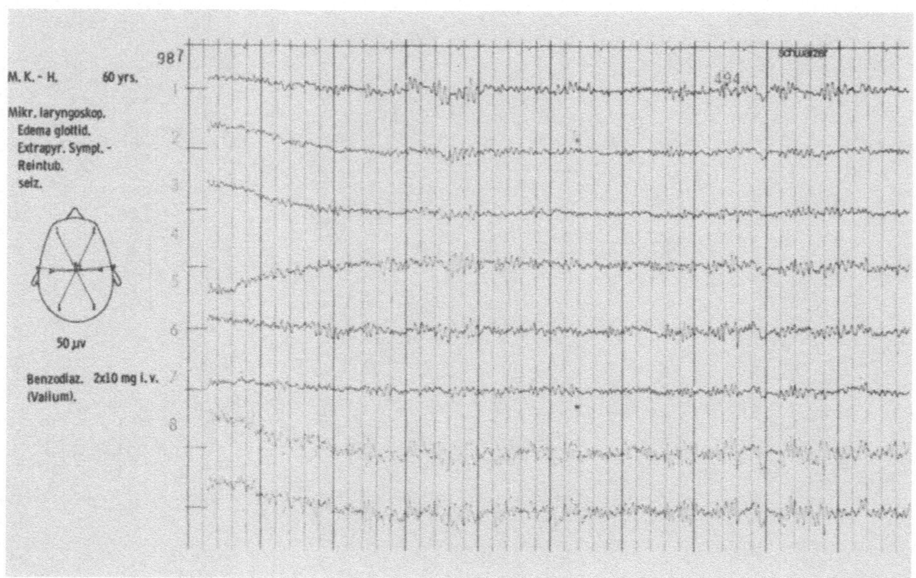

Abb. 10.   Generalisierte Beta-Aktivierung als Ausdruck der Benzodiazepam-(Valium-) Wirkung

Ihre Wirkung wird nicht allein über Rezeptoren in den Kerngebieten des limbischen Systems, sondern auch über solche im telenzephalen Neokortex (Laminae III-V) vermittelt. Demzufolge steht neben der anxiolytischen die hypnotische Wirkung stark im Vordergrund.

Neben dem antikonvulsiven gehört der perfusionsverbessernde Effekt zum Wirkungsprofil des *Diphenylhydantoins*.

Dabei beruht eine Komponente wahrscheinlich auf direkt relaxierender Wirkung auf die glatte Muskelzelle noch während der Vaskularpassage [5, 8], während ein zweiter Effekt nach Aufnahme der Substanz in das Hirngewebe eintritt. Dieser ist gekennzeichnet durch Minderung des lokalen Blutflusses in Arealen mit höchstem Restflow aufgrund von Reduktion der lokalen metabolischen Aktivität [5].

Zeichen fokaler (Burst-suppression-Muster) oder globaler (generalisierte Spannungsdepression) Ischämie indizieren den Einsatz von *Calciumantagonisten*, z.B. des Nimodipines (Pyridinkarboxylat). Ischämie führt zu einer Calciumüberladung der glatten Gefäßwandmuskelzellen (smooth muscles) der Arteriolen [24], welche sich besonders in der Reperfusionsphase angesichts der Vasokonstriktion deletär auswirken kann. Nimodipine verhindert den Calciumflux in die Vasomotoren. Sein Wirkungsschwerpunkt liegt im Bereich der besonders O_2-mangelsensiblen Strukturen von rostralem Neokortex, Hippocampus und Nucleus amygdalae, deren Gefäßwandmuskelzellen gegenüber denen anderer Gefäße einen verminderten Ca^{++}-Pool aufweisen. Nimodipine vermag besonders in Fällen globaler Ischämie eine Spannungs- und Frequenzregeneration zu bewirken (Abb. 11).

γ-OH-Buttersäure ist als physiologischer Metabolit zwischen den Stufen γ-NH₂-Buttersäure und Essigsäuresemialdehyd per se zur Hirnproduktion geeignet. Das

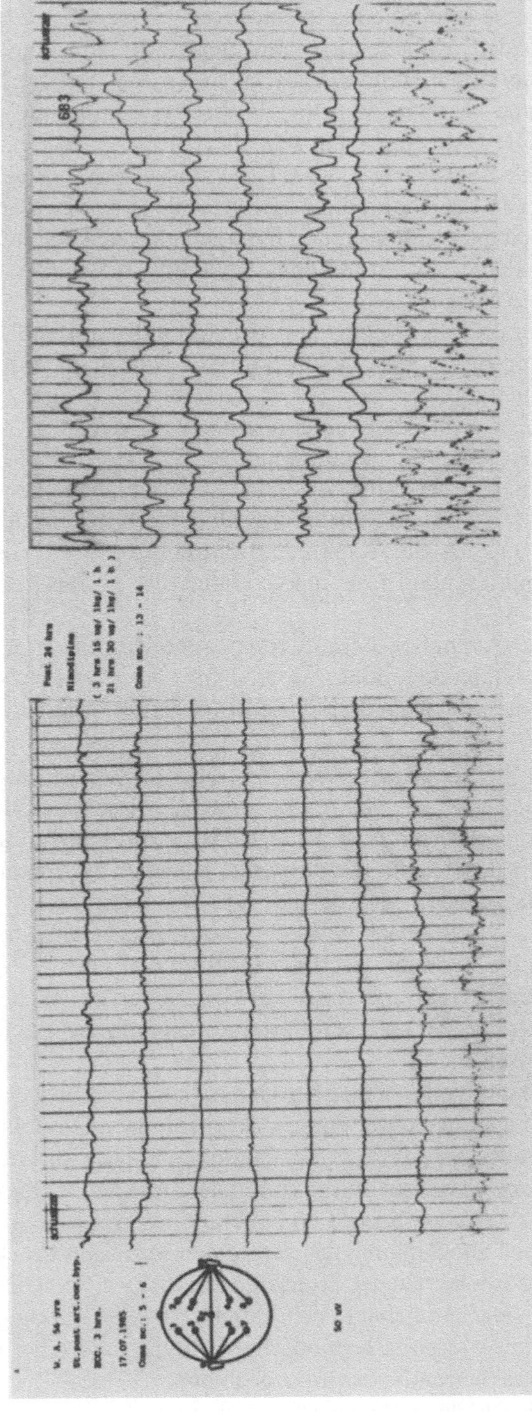

Abb. 11. Links: Globale Minderperfusion nach extracorporaler Zirkulation (3 hrs). Rechts: Spannungs- und Frequenzregeneration nach 24stündiger Applikation von Nimodipine

Säugerhirn ist das einzige Organ, welches die Substanz (0,3 μMol/100 Gewebe) enthält. Sie spielt die Rolle eines Regulators der oxydativen Glukosephosphorylierung in den Mitochondrien, in Gegenwart von Glutamat als Substrat die ATP-Synthese stimulierend [11,18,19]. Ihre Synthesemechanismen in den Mitochondrien sind O_2-mangelsensitiv. Postischämisch kommt es zu einem steilen Anstieg von γ-OH-Buttersäure mit schneller Erschöpfung der Speicher. Das exogen zugeführte Na^+-Salz vermag die ATP-Synthese zu verdoppeln [19]. Nicht nur direkt wird der zerebrale Gehalt an γ-OH-Buttersäure erhöht. Diese stimuliert auch mittelbar die Dopaminsynthese in den hypothalamischen Raphezellen [11]. Na^+-γ-OH-butyrat ist daher zur Protektion des Hirns bei bioelektrischer Hyperaktivität und Ischämie geeignet.

Generalisierte Theta/Delta-Aktivität indiziert den Einsatz von Lokalanästhetika, vornehmlich des *Procains* [4,34]. Es zeichnet sich durch die folgenden Wirkungskomponenten aus:

a) Infolge zentraler Sympathicusblockade übersteigt sein metabolisch-depressiver Effekt jenen der Barbiturate um 15%. Es eignet sich besonders zum Abfangen der auf Reperfusion folgenden hypermetabolischen Reaktion.

b) Es bewirkt Membranstabilisierung durch Inhibierung der K^+-Liberierung, Blokkierung der Na^+-Kanäle und Bindung von Ca^{++} als Ca_3PO_4. Dieser membranstabilisierende Effekt dokumentiert sich im EEG als zunehmende Desynchronisation.

c) Die p-Aminobenzoesäurekomponente des Esters ist Ko-Faktor der Synthese von Pyrimidinnukleotiden, vor allem des Redosystems NADP/NADPH, dessen Synthese unter ischämischen Bedingungen reduziert ist [12].

Kein therapeutisches Prinzip vermag bisher alle diese Ziele gleichzeitig zu erfüllen. Dieses wird jedoch durch sinnvolle Kombinationen von Pharmaka (z.B. von Thiopental/Procain oder Na^+-γ-OH-Butyrat und Procain (Abb. 12) möglicher.

Pharmakologische Hirnprotektion gewinnt zunehmend Gewicht für die Chirurgie hirnversorgender Gefäße [31,37]. Die betroffenen Patienten befinden sich im Zustand autoregulatorisch latent kompensierter regionaler Ischämie. Die Schwerpunkte im Verlaufe derartiger Operationen sind:

a) Aufrechterhaltung eines suffizienten zerebralen Perfusionsdruckes (das untere Limit der Wirksamkeit der Autoregulation ist bei diesen Patienten bei 100 torr anzusetzen).

b) Erfassen von Frühzeichen der Ischämie bei Probeclamping.

c) Abfangen reaktiver Blutdruckspitzen nach Desobliteration.

d) Unmittelbare Prüfung der Neurologie nach Narkoseausleitung.

1. *Thiopental* ist zur Introduktion der Narkose bei diesen zu 20% mit ischämischer Herzkrankheit belasteten Patienten wenig geeignet. Blutdrucksenkungen führen schnell zur Senkung des cerebralen Perfusionsdruckes, im EEG an der Ausbildung isoelektrischer Strecken kenntlich.

2. *Brevimytal* zeichnet sich durch längere Wirkungsdauer, Verbreiterung der Spanne zwischen hypnotischer Wirkung und Überdosierung bei fehlenden kardiovaskulären Nebenwirkungen aus.

3. Während den halogenierten, volatilen Narkotika eine Reduktion des Vaskulartonus mit die metabolische Kontrolle der regionalen Hirnperfusion durchbrechen-

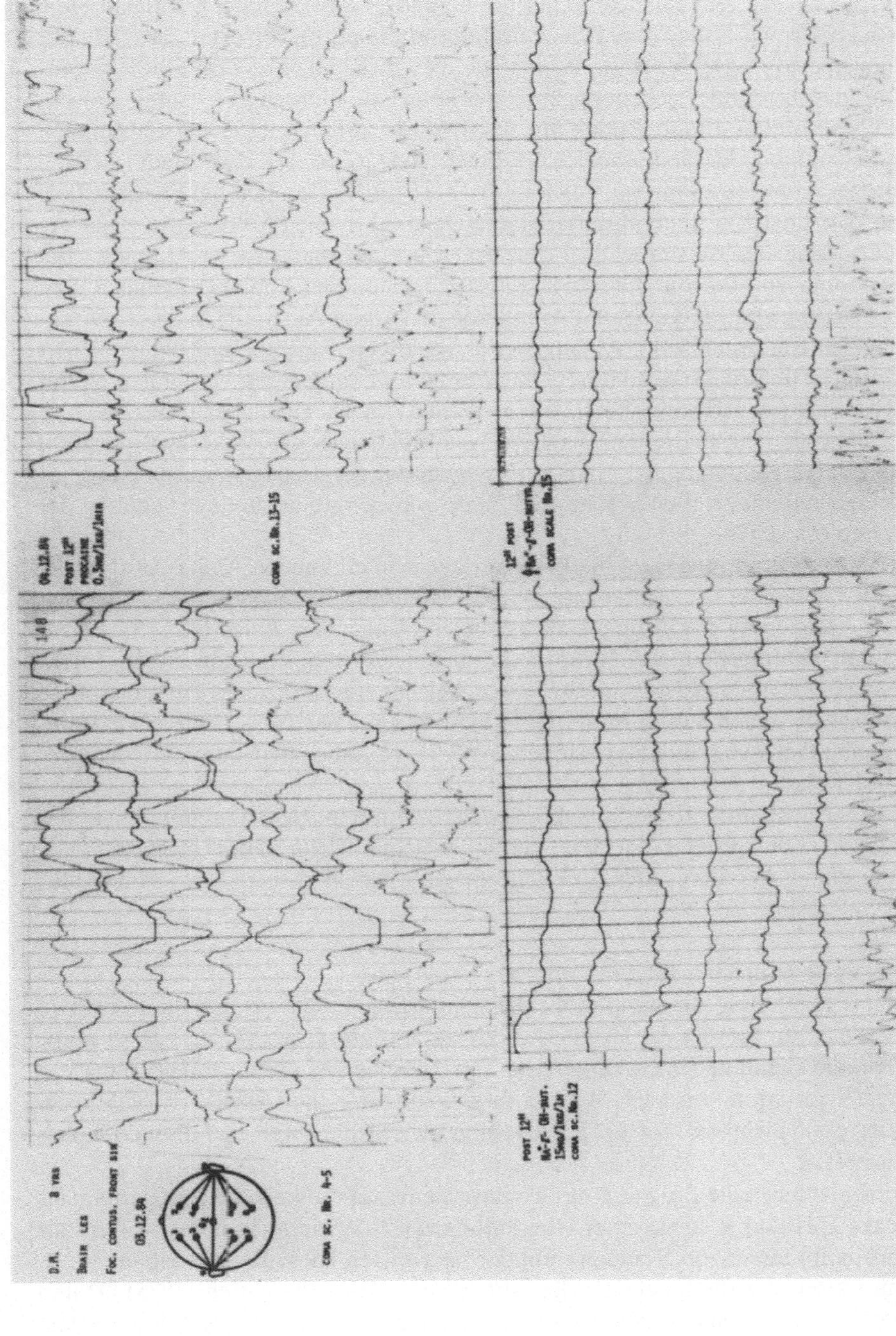

Abb. 12. Links oben: Generalisierte Theta/Delta-Aktivität nach Hirnkontusion links frontal. Rechts Einsetzende Desynchronisation nach Procain-Glukose 5%-Infusion. Unten: Transformation in spannungsstabile alpha-Aktivität unter der Wirkung von Na$^+$-γ-OH-Butyrat-Glukose 5%-Infusionen

der Luxusperfusion, excitazorischer Membrandepolarisation bei niedrigem Flow und Hyperpolarisation bei Konzentrationserhöhung [6, 26] eigen ist, fällt der halogenierte Methyläther *Isoflurane* aus diesem Rahmen heraus. Inert gegenüber der zerebralen Hämodynamik wirkt er, in klinisch relevanten Dosen, zerebroprotektiv durch Reduktion des Bedarfs an energiereichen Phosphaten und Hemmung der membranalen K^+-Freisetzung [6, 26, 27]. Zwar findet sich bei höherer Konzentration (1,2 Vol% im N_2O (35%)/O_2-Gemisch bei Frischgasflow von 6 l) im EEG generalisierte Thjeta/Delta-Aktivität (Abb. 13), welche die Beurteilung der ischämischen Frühzeichen erschwerende Delta-Aktivität. Bei Dosierung von 0,6 bis 0,8 Vol% zeigt sich indessen (Abb. 14) lediglich eine Aktivierung von Frequenz und Amplitude der Alpha-Aktivität. In dieser Dosierung ist Isoflurane zum Abfangen der reaktiven Blutdruckspitzen geeignet. Abrupte Blutdrucksenkung z. B. mit *Ebrantil* gefährdet den zerebralen Perfusionsdruck (im EEG Auftreten steiler Wellen des Theta-Bandes (Abb. 15)).

Bleibt als Anästhesie der Wahl die Neuroleptanalgesie. *Dehydrobenzperidol* führt durch Hemmung der GABA-Verfügbarkeit am postsynaptischen Rezeptor zu Dysrhythmie, steilen Wellen und Sharp waves, mithin zu einer Senkung der Krampfschwelle.

Fentanyl zeigt in seinem Wirkungsverlauf eine erhebliche Alpha-Aktivierung infolge fehlender Tiefschlafphase [42, 43]. Die Neuroleptanalgesie insgesamt hat eine Aktivierung des sympathicoadrenergen Systems zur Folge [42, 43]. Daher erfolgt hintergründig die Hirnprotektion mit *Procain*, welches diesen Effekt neutralisiert und mit *Na^+-γ-OH-Butyrat*, welches eine suffiziente Tiefschlafphase ermöglicht. Beide Substanzen sind nach Absetzen innerhalb von 30 min extrarenal eliminiert, so daß eine postoperative Überprüfung der Neurologie uneingeschränkt ist.

Die Nachbarschaft der Strukturen der zentralen Hörbahn mit jenen des aktivierenden Systems der aszendierenden Retikulärformation ermöglicht die Beurteilung der Hirnstammfunktion mit Hilfe akustisch evozierter Potentiale* [11, 40] (Abb. 16).

Die Vorteile dieser Methodik sind:
1. Eine Erweiterung des Empfindlichkeitsbereiches. Evozierte Potentiale bleiben bei kleineren Werten der Hirnperfusionsrate noch bestehen (12 ml/100 g/1 min), wenn die spontane EEG-Aktivität bereits erloschen ist (18 ml/100 g/1 min)
2. Bei Dissoziation von EEG-Befund (alpha-Aktivität) und Klinik (Bewußtlosigkeit) ermöglicht sie die Differenzierung zwischen echter und Pseudo-alpha-Aktivität.
3. ermöglicht sie eine Prognose des Comaverlaufes. Diese ist bei Registrierung des Peaks I, II und V sowie einer Überleitungszeit I–V von nicht mehr als 5 ms als günstig im Sinne von Reintegration der neuronalen Aktivität anzusehen.

Von Caton, der die bioelektrische Aktivität des Hirns beschrieb (1875) [7] und Berger, der die Alpha-Aktivität als Hintergrundaktivität des Menschen entdeckte

---

* Für die freundliche Beratung bei der Auswertung der Audiogramme sind wir Herrn Prof. Dr. M. Hoke (Leiter der Abt. für exp. Audiologie) der Univ.-Klinik für Oto-Rhino-Laryngologie (Direktor Prof. Dr. H. Feldmann) Münster zu Dank verpflichtet

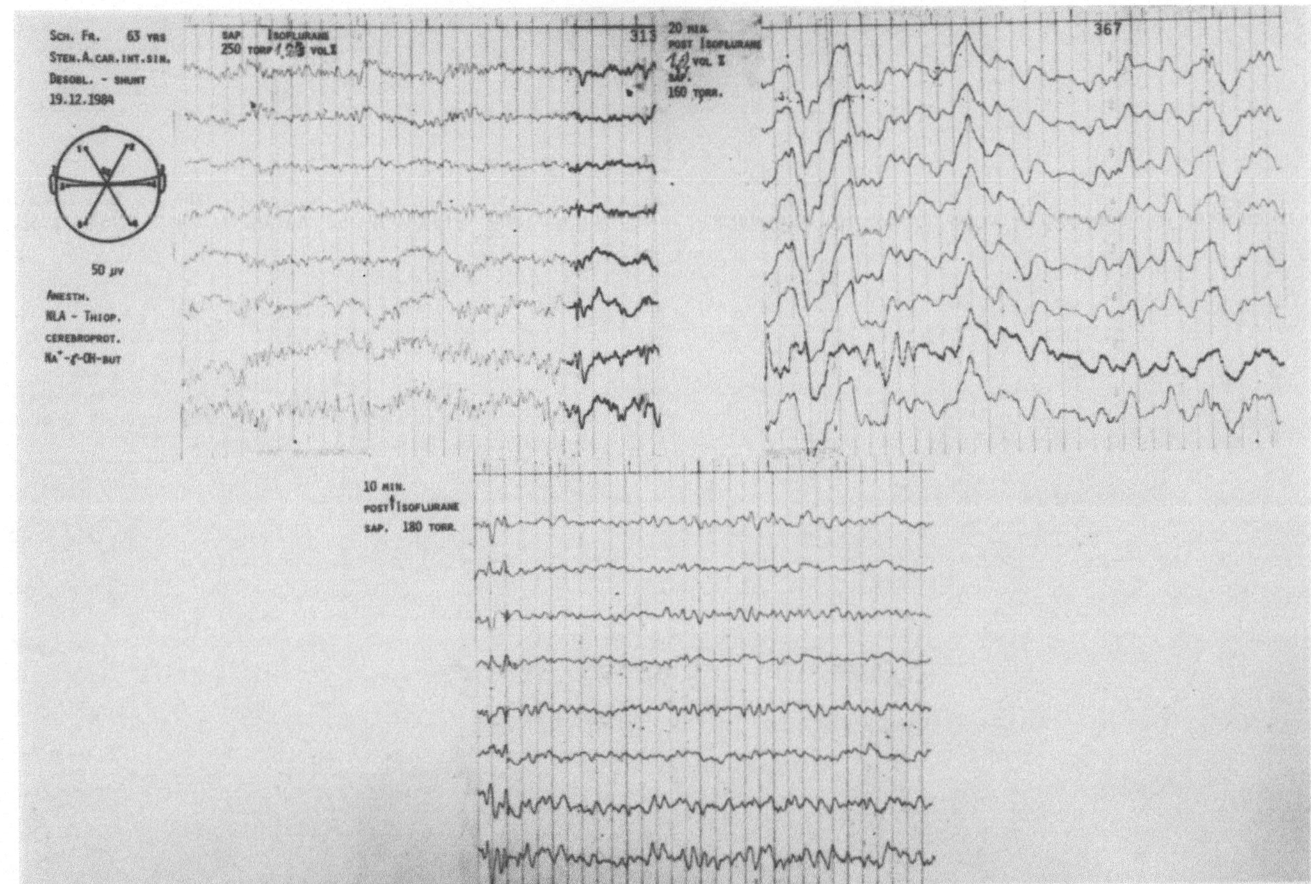

Abb. 13. Einsetzende generalisierte Theta/delta-Aktivität nach Zufügung von 1,2 Vol% Isoflurane zum Gemisch (N_2O 35%-O2 65%, Frischgasfluß 6 l (Senkung des stytolischen Drucks von 250 auf 160 torr während der Narkose zur Art. - carotis interna - Desobliteration. Ähnlichkeit mit zerebraler globaler Ischämie von 20 s Dauer

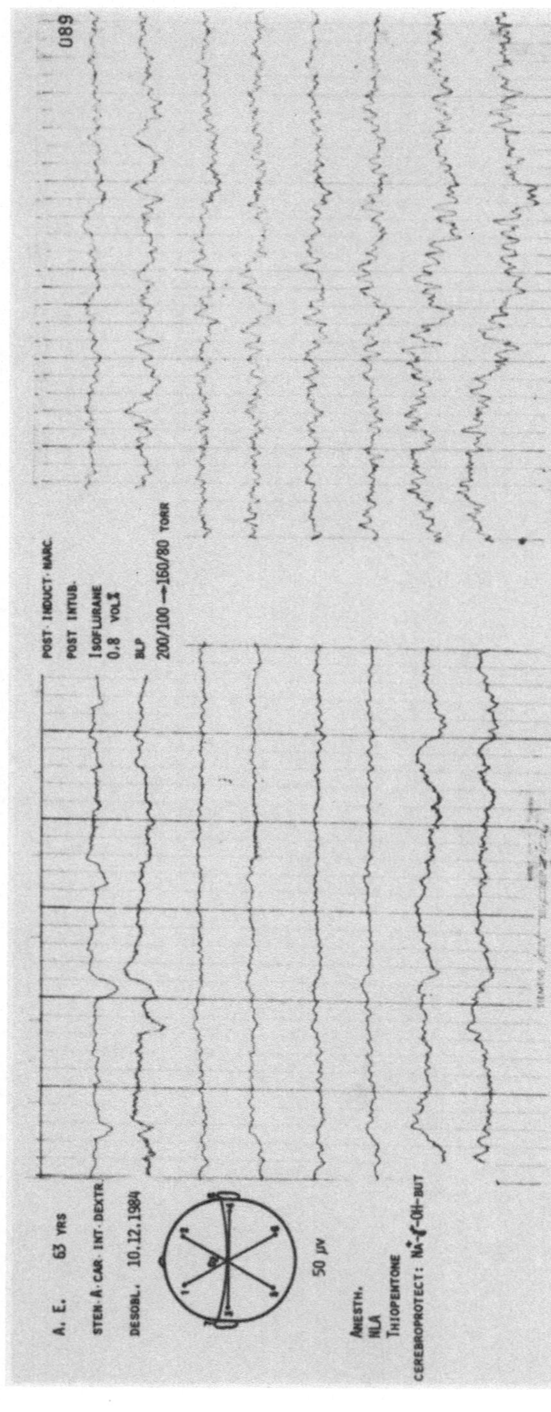

Abb. 14. Eine Dosierung des Isoflurane von 0,8 Vol% zeigt im EEG eine Aktivierung von Frequenz und Amplitude bei Senkung des systolischen Druckes von 200 auf 160 torr

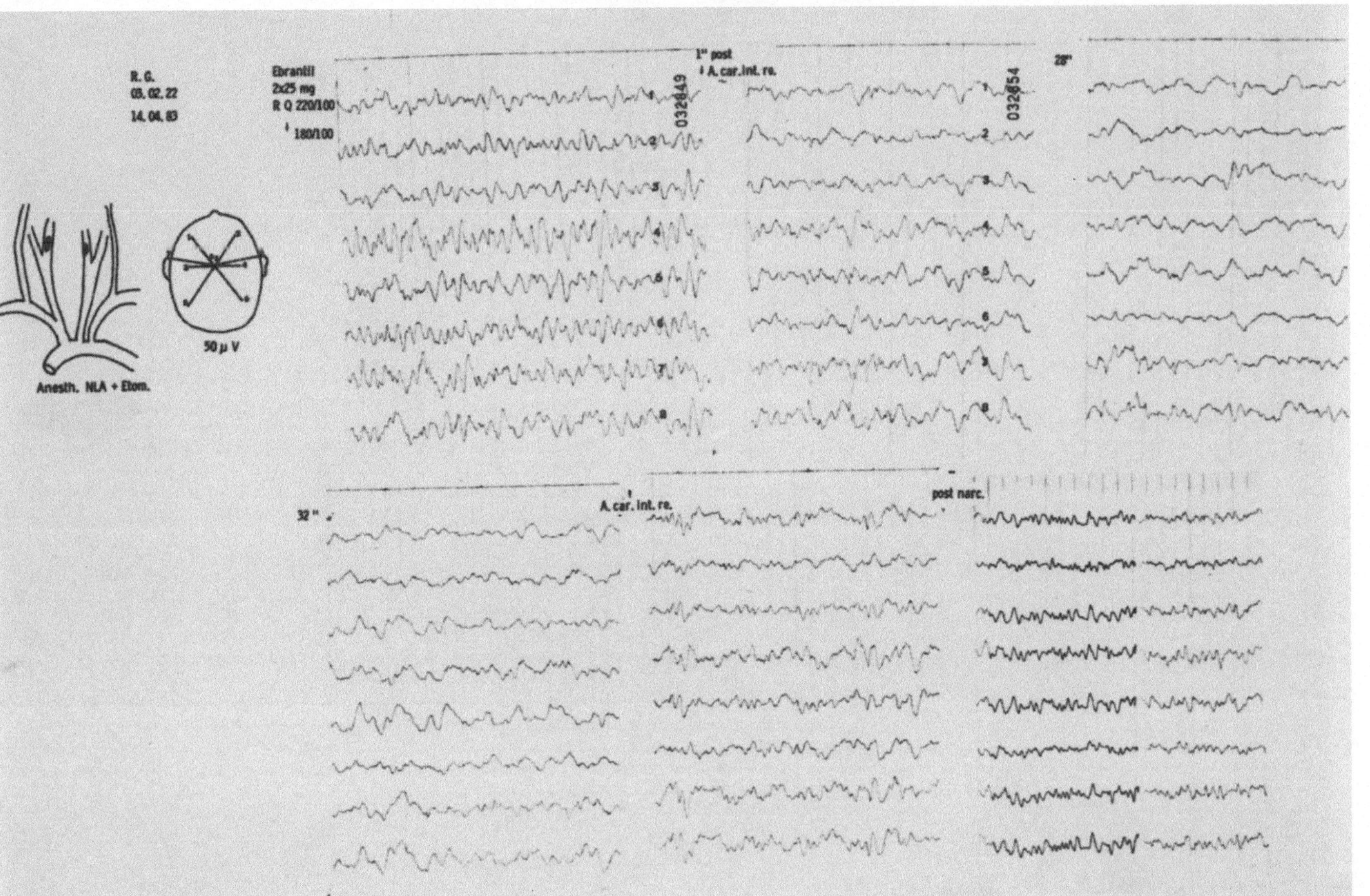

Abb. 15.   Links oben: Generalisierte steile Abläufe aus dem Theta – bei Drucksenkung (220 auf 180 torr syst.) mit Ebrantil. Rechts oben: Beginnende Einstreuung von Theta-Frequenzen 28 s nach Probeabklemmung der rechten A. carotis interna zwingt zur Insertion eines passageren periluminären Shunts

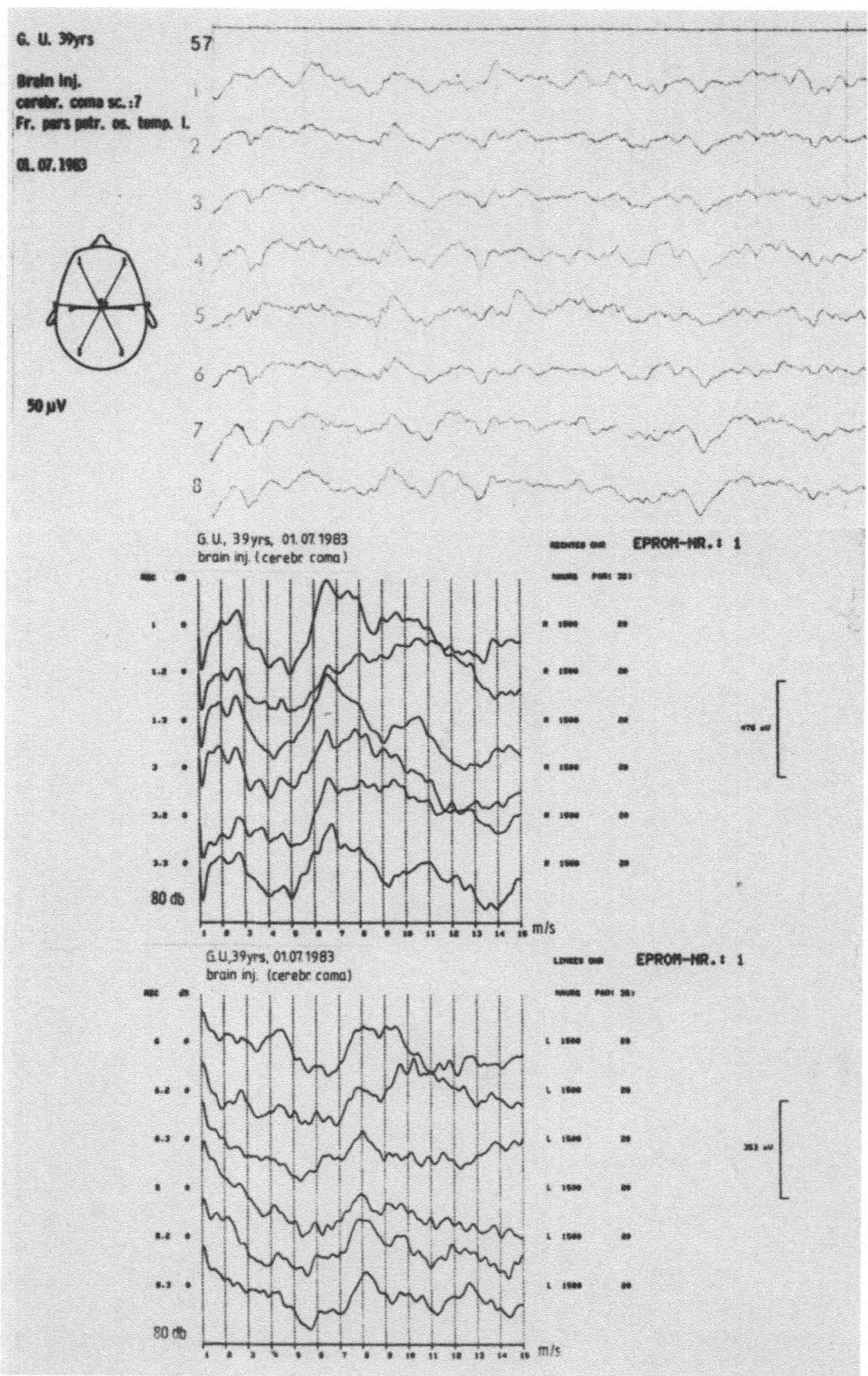

Abb. 16.   39jährige Pat. Gedeckte traumatische Hirnschädigung und Fraktur des Felsenbeins links. Registrierung der Peaks I, II und V, geringgradige Verlängerung der Hirnstammüberleitungszeit links. 80 dB, Filter 1000, Reizdauer 125 µs, Intervall 200 ms. Günstige Prognose des Coma-Verlaufs trotz noch bestehender generalisierter Theta/Delta-Aktivität im EEG

(1929) [49], spannt sich der Bogen zu Quastel [30], der 1925 die Reduktion des Bedarfs an ATP und CrP als Folge narkotischer Wirkung erkannte und Safar und Grenvick [32], welche 1982 die Eingrenzung zerebraler Infarktzonen durch erhöhte Barbituratdosen bewirkten. Die Überwachung der Wirkung hirnprotektiver Pharmaka mittels elektrophysiologischer Methoden eröffnet vielleicht hier eine neue Dimension. Das Ziel bleibt das gleiche, die frühestmögliche Rückgewinnung neuronaler Aktivität vor Einsetzen mikrostruktureller Läsionen, um den betroffenen Patienten eine größere Chance zu defektfreiem Überstehen zerebraler Läsionen zu geben.

Anhang

Gewählte Dosierungen für die pharmakologische Hirnprotektion:
1. Thiopental (1–2 mg/l kg/l h) in fünfprozentiger Glukose-Lösung. EEG-Überwachung. Absetzen bei Eintritt in Burst-suppression-Muster.
2. Nimodipine [Isopropyl (2–Methoxyethyl)–1,4–dihydro–2,6 –dimethyl–4–(3–nitrophenyl)–3,5–pyridine–dicarboxylate].
   Dosierung: In den ersten 2 Stunden 15 µg/l kg/l h, 30 µg/l kg/l h
   Vorsicht ist geboten bei präformierter Hypotension. Potentielle Nebenwirkungen: Absinken des arteriellen Mitteldruckes und Hyperglykaemie.
3. Na^+-γ-OH-Butyrat (3–5 mg/l kg/l h) in fünfprozentiger Glukose-Lösung. EEG-Überwachung, Kontrolle der Serum-Natrium-Konzentration, Beachtung potentieller initialer Bradykardie.
4. Procain (0,3–0,5 mg/l kg/l min) in fünfprozentiger Glukose-Lösung. Voraussetzungen: Normovolämie, kontinuierliche direkte Blutdruckmessung (Absetzen bei Blutdruckabfall), kontrollierte Beatmung (FiO_2 von mindestens 0,5), suffiziente O_2-Sättigung des Blutes, Beachtung potentieller Bradykardie (Atropingabe), Aussteuerung potentieller initialer Irritation von Stammhirnkernen (Gyrus hippocampi, Nucleus amygdalae durch kleine Thiopental- (nach Wirkung) oder Midazolam-(0.12 mg/l kg-)Dosen.

Die hier angegebenen Dosierungen sind Erfahrungswerte. Sie sind demzufolge nicht ohne weiteres übertragbar. Auswahl des Pharmakons und Dosisfestlegung müssen eigenverantwortlich im Einzelfall der Ausgangssituation unter Berücksichtigung der Kontraindikationen angepaßt werden.

Literatur

1. Astrup J, Symon L, Branston NM, Lassen NA (1977) Cortical evoked potential and extracellular K^+ and H^+ at critical levels of brain ischemia. Stroke 8: 51
2. Astrup J, Rehncrona B, Siesjö BK (1980) The increase in the extracellular potassium concentration in the ischemic brain in relation to the preischemic functional activity and the cerebral metabolic rate. Brain res. 199: 161
3. Astrup J, Skovsted P, Gjerra F, Sørensen H R (1983) Increases in extracellular potassium in the brain during circulatory arrest. Effects of hypothermia, lidocaine and thiopental. Anesth 55: 256
4. Astrup J, Siesjö BK, Symon G (1981) Thresholds in cerebral ischemia: The ischemic penumbra. Stroke (Editorial) 12: 723

5. Broddle W, Nelson SR (1968) The effect of Diphenylhydantoin on energy reserve levels in brain. Federation Proc. 27: 751
6. Campkin TV, Honigberger L (1984) Isoflurane: Its effects on the electroencephalogram in patients during endarterectomia. Brit. J Anesth 1300 P
7. Caton R (1875) The electrical currents of the brain. Brit med J 2: 278
8. Des Rosiers M, Grave GD, Kupferberg HJ, Kennedy C (1975) Effects of Diphenylhydantoin on local cerebral blood flow. In: Langfitt Th W C Lawrence, McHenry Jr, M Reivich H. Wollman: Cerebral circulation and metabolism, Springer, Berlin-Heidelberg, New York, 339
9. Eccles JC (1968) Physiology of the nerve cells. Baltimore, John Hopkins
10. Evans B M (1976) Patterns of arousal in comatose patients. J neurol, neurosurg psychiatr 39: 392
11. Gessa GL, Vargin L, Crabai F (1966) Selective increase of brain dopamine induced by γ-OH-butyric-acid. Life science 1921
12. Harbig K, Reivich M (1975) The effect of ischemia on the pyridine nucleotid redox system. In: Langfitt Th W, C Lawrence McHenry Jr, M Reivich, H Wollman: Cerebral circulation and metabolism, Springer Berlin, Heidelberg, New York 180
13. Heiss WD, Rosner G (1983) Functional recovery of cortical neurons as related to degree and duration of ischemia Ann. neurol. 14: 294
14. Hoke M (1976) Grundlagen und diagnostische Möglichkeiten der Electric response Audiometrie. Acta neurol 6: 53
15. Ingvar M, Harvey MH (1981) Selective metabolic activation of the hippocampus during lidocaine induced preseizure activity. Anesth 54: 33
16. Jalling D, Lindberg O, Ernster L (1955) Acta chem scand Cøpenh 9: 200
17. Judge S E (1983) Effects of general anesthetics on synaptic ion channels. Brit J Anesth 55: 191
18. Langfitt Th W, Kassel H (1967) Cerebral vasodilatation produced by brainstem stimulation. Amer J physiol. 90: 215
19. Lee LW, Yatsu FM (1975) The effect of Aminobutyric acid (GABA) on brain ATP-synsthesis during ischemia. In: Langfitt Th W, C Lawrence, McHenry Jr., M Reivich, H. Wollman: Cerebral circulation on metabolism, Springer Berlin, Göttingen, Heidelberg, New York, 1. Aufl. 507
20. Levy WJ, Shapiro HM, Marucha G, Maethe KE (1980) Automated EEG–processing for intraoperative monitoring. Anesth. Vol. 53, 223
21. Lundsgaard-Hansen P (1966) Sauerstoffversorgung und Säure-Basen-Haushalt in tiefer Hypothermie. Anästh und Wiederbel Bd. 12, Springer Berlin-Göttingen-Heidelberg, 3
22. Matz D, Rolf L, Sitzer G, Brune G (1981) 5-Hydroxytryptamin and idiopathic grand mal seizures. Langer et al., Adv. in Epileptol. (Epilept Internat Sympos, Raven, New York, 363
23. Möhler H (1982) Zum Wirkungsmechanismus der Benzodiazepine. In: Anästhesie bei Epileptikern und Behandlung des Status epilepticus. Herausgeb.: Opitz A, R Degen, J Kugler, Editiones Roche Basel, 233
24. Mohammed AA, McCulloch J, Mendelow AD, Teasdale GM, Harper AM (1984) Effect of the Calciumantagonist Nimodipine on local cerebral blood flow: Relationship to arterial blood pressure. J of Cerebral blood flow and Metabolism, Raven press New York 4: 205
25. Moruzzi B, Magoun MW (1949) Brainstem reticular formation and the activation of the EEG. Electroencephal clin neurol 68: 470
26. Newberg LA, Milch JH, Michenfelder JD (1983) The cerebral metabolic effects of Isoflurane at and above concentrations that suppress cortical electroactivity. Anesth 59: 23
27. Newberg LA, Michenfelder JD (1984) Cerebral Protection by Isoflurane during Hypoxaemia or Ischemia. Anesth 59: 29
28. Opitz P, Schneider M (1950) Über die Sauerstoffversorgung des Gehirns und den Mechanismus von Mangelwirkungen. Egebn Physiol 46: 126
29. Prior PE (1985) EEG-Monitoring and evoked Potentials in brain Ischemia. Brit J anesth 57: 63

30. Quastel JH (1939) Physiol Rev 19: 1138
31. Russ W, Kling D, Krumholz W, Fraedrich G, Hempelmann G (1985) Erfahrungen mit einem neuen EEG-Spektralanalysator in der Karotischirurgie. Anaesthesist 34: 85
32. Safar P (1980) Amelioration of postischemic brain damage with barbiturates. Stroke 15: 1
33. Schneider M (1964) Die Wiederbelebungszeit verschiedener Organe nach Ischämie. Langenbecks Arch. 308: 252
34. Schoeppner H (1984) Cerebrale Syndrome nach Schädel-Hirn-Trauma. Organversagen während Intensivtherapie, 2. Internat. Symposium über aktuelle Probleme der Notfallmedizin und Intensivtherapie, München 1983. Herausgeb. Peter K, P Lawin, F Jesch, Intens.med, Notfallmed Anästh Bd. 45 (Thieme, Stuttgart, New York) 182
35. Schoeppner H, Rolf L, Wagner S, Hoke M (1984) EEG-induced indication of drugs with brain protective potency. NATGANA, Meeting of neuroanaesthetists travelling club Edinburgh, March 29. 31th paper 19, 3 (Edinburgh University press)
36. Shapiro HM (1978) Monitoring in neurological anesthesia, in: Monitoring in Anesthesia (eds. Saidman LJ, NT Smith, 171, New York: Wiley Medical
37. Sharborough FW, Messick JM, Sundt TM (1973) Correlation of continuous electroencephalograms with cerebral blood flow measurements during carotid endarterectomy. Stroke 4: 674
38. Siesjö BK (1978) Pathophysiology of hypoxic brain damage. In: Gaull J, Biology and Brain damage Vol. 1, 369 (Plenum, London)
39. Siesjö BK, Johannsson H, Jungren BL, Norberg K (1974) In: Brain Dysfunction in metabolic Disorders (Ed. F. Plum, Res publ.assoc.nerv.ment.dis. Vol. 53, Raven press, New York, 75
40. Symon L, Hagardine J, Branstone N (1979) Central conduction time as an index of ischemia in sub-arachnoidal haemorrhage. J Neurol 125: 44
41. Wiedemann K (1983) Thiopental in the treatment of severe head injury. In: Wiedemann K, S Hoyer: Brain protection (Morphological, Pathophysiological, and Clinical Aspects, (Springer Berlin, Heidelberg, New York 1983), 146
42. Schoeppner H, Sitzer G (1982) Hypno- und Tranquanalgesie mit Ketamine. Intensivmed Notfallmed Anästh Bd 31: Intravenöse Narkose und Langzeitsedierung. Herausgeb. Lawin P, E Götz, H Huth, G Thieme Verl. Stuttgart-New York, 20
43. Schoeppner H Matz D, Rolf L, Sitzer G, Hartenauer U (1982) Narkoseverfahren für operative Eingriffe bei Patienten mit posttraumatischer Epilepsie. In: Anästhesie bei Epileptikern und Behandlung des Status epilepticus, Symposium Bethel/Bielefeld 14.–15. Nov. 1981, Editiones Roche Basel, 109
44. Schoeppner H, Rühland D (1984) Prävention zerebraler Ischämie bei Endarteriektomie supraaortaler Gefäße durch Kombination von Anästhesie, EEG-Monitoring und pharmakologischer Hirnprotektion. Kongreß der Deutschen Gesellschaft für Anaesthesiologie und Intensivmedizin Wiesbaden, 24.9. –29.9.1984, Anaesthesist 33, 9, 476
45. Pichlmayr I, Lips U, Künkel H (1983) Das Elektroenzephalogramm in der Anästhesie. Springer Berlin-Heidelberg-New York-Tokyo
46. Rasmussen GL (1955) J. Physiol. 183: 653
47. Barker JL (1975) Inhibitory and excitatory effects of CNS-depressants on intervertebrate synapses. Brain res 93: 75 and: CNS depressants. Effects on postsynaptic pharmacology. Brain res 92: 35
48. Kubicki St (1966) EEG-Veränderungen durch Neuroleptanalgesie. In: Gemperle, Anästhesie und Wiederbelebung Bd. 18: Fortschritte der Neuroleptanalgesie, Springer-Verl. Berlin-Göttingen-Heidelberg, 36
49. Berger H (1929) Über das Elektroenzephalogramm des Menschen. Arch psychiatr Nervenkrh 87: 527

Pharmakodynamische Effekte hirnstoffwechselsenkender Pharmaka

D. Renz, K. Filos, H.Ch. Müchler, N. Freckmann

Cerebrale Perfusionsstörungen, die während extra- und intracraniellen Gefäßoperationen auftreten können, sind normalerweise nicht kompletter, sondern inkompletter Natur.

Diese Form der Hirnischämie kann entweder das gesamte Gehirn (z. B. tiefe Hypotension, Schock) oder nur einzelne Hirnregionen (z. B. passagere Gefäßokklusion) betreffen (Tabelle 1).

Die zu erwartende Hirnschädigung ist abhängig vom Ausmaß der cerebralen Perfusionsstörung und der reduzierten Sauerstoffverfügbarkeit.

In diesen Situationen kann das ungünstige Verhältnis zwischen cerebralem Sauerstoff-Bedarf und -Angebot durch folgende Maßnahmen verbessert werden:

1. Erhöhung des reduzierten cerebralen O_2-Angebotes durch Aufrechterhaltung eines maximalen cerebralen Perfusionsdruckes zur Verbesserung kritischer Durchblutungsverhältnisse im Bereich der ischämischen Hirnregion und/oder
2. Anwendung hirnstoffwechselsenkender Pharmaka *vor* dem schädigenden Ereignis als Bestandteil der Narkosetechnik zur Senkung des cerebralen O_2-Bedarfs [1, 2, 3, 4, 6, 7, 8, 14, 15, 16, 17, 21, 23, 24, 27, 28, 30, 31].

Hirnstoffwechselsenkende Pharmaka wie Barbiturate und Isofluran (Tabelle 2) senken den cerebralen O_2-Verbrauch ($CMRO_2$) dosisabhängig um etwa 50%, indem sie die elektrische Hirnaktivität reversibel bis zur Ausbildung eines Burst-Suppression- bzw. isoelektrischen EEG supprimieren [13, 19].

Aufgrund der guten Korrelation zwischen $CMRO_2$-Senkung und EEG-Depression wird deshalb zur Dosis-Ermittlung hirnstoffwechselsenkender Pharmaka ein EEG-Monitoring empfohlen [5, 10, 22].

Tabelle 1. Formen der cerebralen Ischämie

Fokale Ischämie (inkomplett)
    Carotisendarteriektomie
    passagere Gefäßokklusion
    (Aneurysma-Chirurgie)

Globale inkomplette Ischämie
    kontrollierte Hypotension
    Schock

Globale komplette Ischämie
    Herz-Kreislauf-Stillstand

Tabelle 2. Hirnstoffwechselsenkende Medikamente

Barbiturate
Etomidate
Midazolam
Althesin
Gammahydroxybuttersäure
Isofluran

Tabelle 3. Untersuchte Patienten

18 Patienten mit intracraniellem Aneurysma
(Z. n. SAB, Stadium I–II n. Hunt u. Hess)

Alter: 42 + 7 Jahre
Gewicht: 68 + 9 kg

Hypertonus (behandelt) n=5
passagerer Gefäßclip (7–13 min) n=3

Während der operativen Versorgung intracranieller Aneurysmen (n = 18) haben wir Methohexital-* (n = 8) bzw. Isofluran**-Narkosen (n = 10) in hoher Dosierung durchgeführt (Tabelle 3) und dabei die dosisabhängigen *EEG-Veränderungen* und *hämodynamischen Effekte* untersucht.

Material und Methode

Nach Neuroleptnarkose-Einleitung, endotrachealer Intubation und kontrollierter Beatmung mit N_2O/O_2 (4:2) wurde das entsprechende hämodynamische und elektroencephalographische Monitoring vorbereitet (Tabelle 4 u. 5).

Während der Operation wurden die Patienten mäßig hyperventiliert ($p_aCO = 30$–32 mmHg) und vor Beginn der hämodynamischen Messungen (Tabelle 6) wurden bestehende Volumendefizite mit Ringer-Laktat- und Dextran-Lösungen ausgeglichen.

Nach erfolgter Craniotomie und eröffneter Dura wurde vor Beginn der Aneurysma-Präparation mit der Methohexital-Infusion ($0.5 \text{ mg} \times \text{kg}^{-1} \times \text{min}^{-1}$) bzw. Isofluran-Zufuhr (insp. 2.5 Vol.%) begonnen. Ab diesem Zeitpunkt bis zum Operationsende wurden außer 66% Lachgas keine anderen Narkotika mehr verabreicht.

Mit der Ausbildung eines Burst-Suppression- bzw. isoelektrischen EEG-Musters im CFM-Monitor (mittlere Aktivität 0–5 μVolt, maximale Burst-Aktivität 10–20 μVolt) wurde dieser EEG-Effekt mit einer entsprechend reduzierten Methohexital- bzw. Isofluran-Zufuhr aufrechterhalten (Abb. 1).

---

* Brevimytal®, Eli Lilly
** Forene®, Abbott

Tabelle 4. Narkosebedingungen während der Studie

Prämedikation:	0.01 mg $\cdot$ kg^{-1} Atropin
	0.03 ml $\cdot$ kg^{-1} Thalamonal
Narkoseeinleitung:	$0.25 - 0.5$ mg Fentanyl
	0.2 mg $\cdot$ kg^{-1} Etomidate
	0.08 mg $\cdot$ kg^{-1} Pancuronium

endotracheale Intubation
und kontrollierte Beatmung mit N_2O/O_2 (4:2)
mäßige Hyperventilation ($P_aCO_2 = 30{-}32$ mmHg)
Antikonvulsive Therapie: 125–250 mg Phenytoin
Corticosteroide: 40 mg Dexamethason
Narkoseaufrechterhaltung:
– bis vor Beginn   der Methohexital-Infusion:
       $0.1{-}0.2$ mg $\cdot$ h^{-1} Fentanyl
       $2.5{-}5.0$ mg $\cdot$ h^{-1} DHBP
       $N_2O/O_2 = 4:2$
– bis vor Beginn   der Isofluran-Zufuhr:
       $0.1{-}0.2$ mg $\cdot$ h^{-1} Fentanyl
       $3{-}4$ mg $\cdot$ kg^{-1} $\cdot$ h^{-1} Methohexital
       $N_2O/O_2 = 4:2$

Tabelle 5. Monitoring

Kanülierung der   – a. radialis
                   – a. pulmonalis
       (7F Swan-Ganz-Thermodilutionskatheter über die V. jug. int.)
EKG (Hellige 5-Kanalschreiber)
HZV-Computer (Braun)
Cerebral-Function-Monitor (Criticon)
Datex-Capnograph (Hoyer)
Multigas-Monitor (Engström)

Tabelle 6. Gemessene und berechnete Kreislaufparameter

HR:	Herzfrequenz (b/min)
MAP:	mittlerer arterieller Druck (mmHg)
$\overline{PAP}$:	mittlerer Pulmonalarteriendruck (mmHg)
$\overline{RAP}$:	mittlerer Druck im rechten Vorhof (mmHg)
$\overline{PCWP}$:	pulmonalkapillärer Verschlußdruck (mmHg)
CO:	Herzzeitvolumen (L $\cdot$ min^{-1})

Herzindex:
$CI = CO$ / Körperoberfläche (L $\cdot$ min^{-1} $\cdot$ m^{-2})
Schlagvolumenindex:
$SVI = CI$ / HR (ml $\cdot$ m^{-2})
Peripherer Gefäßwiderstand:
$SVR = (MAP - \overline{RAP}$ / CO) $\cdot$ 80 (dyn $\cdot$ sec $\cdot$ cm^{-5})
Pulmonaler Gefäßwiderstand:
$PVR = (\overline{PAP} - PCWP$ / CO) $\cdot$ 80 (dyn $\cdot$ sec $\cdot$ cm^{-5})
Index der linksventrikulären Schlagarbeit:
$LVSWI = [(MAP - PCWP) \cdot 1.36 / 100] \cdot SVI$ (g–m $\cdot$ m^2)
Index der rechtsventrikulären Schlagarbeit:
$RVSWI = [(\overline{PAP} - \overline{RAP}) \cdot 1.36 / 100] \cdot SVI$ (g–m $\cdot$ m^2)

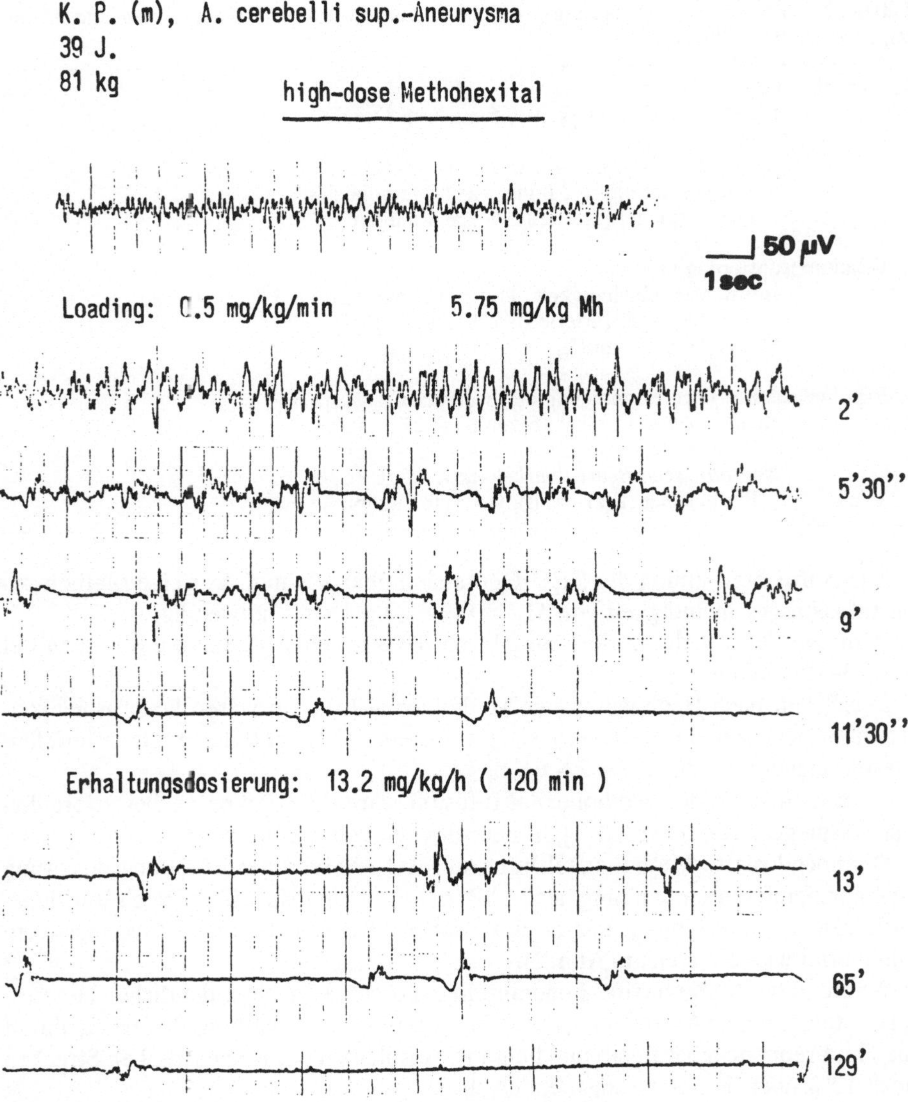

Abb. 1. EEG-Veränderungen unter high-dose Methohexital

Ergebnisse

Bei einer Methohexital-Infusionsgeschwindigkeit von 0.5 $mg \times kg^{-1} \times min^{-1}$ wurde in 12.6 ± 4 min. mit insgesamt 6.3 ± 2.0 $mg \times kg^{-1}$ Methohexital ein spätes Burst-Suppression – EEG induziert (Tabelle 7).

Die arteriellen Methohexital-Plasmaspiegel lagen am Ende der Loading-Phase bei 6.2 ± 3.6 µg/ml.

Tabelle 7.   Methohexital-Dosierung (n=8) zur Induktion und Aufrechterhaltung eines Burst-Suppression-EEG (late)

---

1. Methohexital-Loading
Infusionsgeschwindigkeit: 0.5 mg × kg^{-1} × min^{-1}

Nach 12.6 ± 4.0 min *Burst-Suppression-EEG (late)*
mit insgesamt 6.3 ± 2.0 mg × kg^{-1} Methohexital
Plasmaspiegel (arteriell): 6.2 ± 3.6 µg/ml

2. Erhaltungsdosierung (120 min)
Infusionsgeschwindigkeit: 11.1 ± 0.9 mg × kg^{-1} × h^{-1}
Plasmaspiegel (arteriell): 7.3 – 10.5 µg/ml
MAP: 74 ± 12 mmHg

3. Erholungsphase (nach Beendigung der Methohexital-Zufuhr)
Keine isoelektrischen Strecken nach 27 ± 8 min
Plasmaspiegel (arteriell): 2.9 ± 2.4 µg/ml
Neurologische Beurteilbarkeit nach 4.5 ± 1.2 h
Plasmaspiegel (arteriell): 0.5 ± 0.3 µg/ml

Zur Aufrechterhaltung der EEG-Depression über 120 min. war eine Methohexital-Infusionsgeschwindigkeit von 11.1 ± 0.9 mg kg^{-1}×h^{-1} notwendig.

Während der Erhaltungsdosierung lagen die arteriellen Plasmaspiegel im Mittel bei 7.3–10.5 µg/ml.

27 ± 8 min nach Beendigung der Methohexital-Infusion waren keine isoelektrischen Strecken mehr nachweisbar. Zu diesem Zeitpunkt lagen die arteriellen Plasmaspiegel noch bei 2.9 ± 2.4 µg/ml.

4.5 ± 1.2 h nach der Methohexital-Infusion waren die Patienten bei arteriellen Plasmaspiegeln von 0.5 ± 0.3 µg/ml neurologisch voll beurteilbar.

Die hochdosierte Methohexital-Infusion führt während der Erhaltungsdosierung zu einer signifikanten Senkung des MAP im Mittel um bis zu 23%. Nach Infusionsende sind mit Ausbleiben der isoelektrischen Strecken die MAP-Ausgangswerte annähernd wieder erreicht (Abb. 2).

Während der Methohexital-Loading-Phase kommt es zu einer deutlichen Herzfrequenzsteigerung im Mittel um bis zu 30%. Während der Erhaltungsdosierung nimmt die Herzfrequenz langsam ab und liegt mit Ausbleiben der isoelektrischen Strecken noch 10% über dem Ausgangswert (Abb. 3).

Der Cardiac-Index bleibt über den ganzen Untersuchungszeitraum stabil (Abb. 4) bei allerdings zu Beginn der Methohexital-Infusion erniedrigtem Schlagvolumen-Index im Mittel um bis zu 19%. Der Schlagvolumen-Index normalisiert sich wieder mit Ausbleiben der isoelektrischen Strecken (Abb. 5).

Der periphere Gefäßwiderstand sinkt vor allem zu Beginn der Methohexital-Infusion signifikant um bis zu 22% und steigt unter der Erhaltungsdosierung langsam wieder an (Abb. 6).

Der LVSWI wird während der Methohexital-Infusion im Mittel um maximal 34% signifikant reduziert, während die Veränderungen des RVSWI nicht sicher signifikant sind (Abb. 7).

Die rechts- und linksventrikulären Füllungsdrucke sowie der Lungengefäßwiderstand verändern sich nicht signifikant (Tabelle 8).

Tabelle 8. Hämodynamische Veränderungen (Mittelwerte und Standardabweichungen) unter high-dose Methohexital (n=8).
A: Kontrollwert vor Methohexital, A–C: Methohexital-Loading ($0.5 \ \mathrm{mg} \times \mathrm{kg}^{-1} \times \mathrm{min}^{-1}$),
B: erste isoelektrische Strecken, C: Burst-Suppression-EEG (late) nach 12.6 ± 4.0 min,
C–D_6: Methohexital-Erhaltungsdosierung ($11.1 \pm 0.9 \ \mathrm{mg} \times \mathrm{kg}^{-1} \times \mathrm{h}^{-1}$) über einen Zeitraum von 120 min zur Aufrechterhaltung eines Burst-Suppression-EEG, E: keine isoelektrischen Strecken, 27 ± 8 min nach Beendigung der Methohexital-Infusion

	A	B	C	D_1	D_2	D_3	D_4	D_5	D_6	E
HR (b/min)	77 ± 15	$96 \pm 15^{**}$	$99 \pm 17^{**}$	$100 \pm 18^{*}$	$97 \pm 18^{*}$	$97 \pm 20^{*}$	$94 \pm 17^{*}$	$94 \pm 17^{*}$	$92 \pm 16^{*}$	84 ± 19
MAP (mmHg)	96 ± 9	$89 \pm 16^{*}$	$83 \pm 13^{**}$	$80 \pm 12^{**}$	$74 \pm 12^{**}$	$79 \pm 8^{**}$	$77 \pm 8^{**}$	$75 \pm 7^{**}$	80 ± 10	87 ± 14
PA$\overline{\mathrm{P}}$ (mmHg)	19 ± 4	19 ± 4	18 ± 4	18 ± 4	$16 \pm 2^{**}$	$16 \pm 2^{**}$	$15 \pm 3^{**}$	$15 \pm 2^{**}$	18 ± 3	16 ± 2
RA$\overline{\mathrm{P}}$ (mmHg)	4.3 ± 2.8	3.7 ± 2.4	3.4 ± 2.7	3.7 ± 2.6	$3.4 \pm 2.2^{**}$	3.7 ± 1.9	4.0 ± 2.3	3.6 ± 2.1	4.9 ± 3.0	4.7 ± 1.6
PCW$\overline{\mathrm{P}}$ (mmHg)	7.7 ± 3.9	8.0 ± 4.0	6.8 ± 4.2	7.1 ± 4.1	6.2 ± 3.6	6.9 ± 3.0	6.4 ± 3.3	6.3 ± 2.9	7.8 ± 3.1	7.4 ± 1.7
CI ($\mathrm{L} \cdot \mathrm{min}^{-1} \cdot \mathrm{m}^{-2}$)	3.47 ± 1.16	3.69 ± 1.28	3.79 ± 1.30	3.91 ± 1.57	3.54 ± 1.30	3.66 ± 1.19	3.46 ± 1.15	3.3 ± 1.09	3.64 ± 1.2	3.28 ± 1.0
SVI ($\mathrm{ml} \cdot \mathrm{m}^{-2}$)	45 ± 14	$38 \pm 13^{*}$	$38 \pm 13^{*}$	$39 \pm 15^{*}$	$36 \pm 11^{*}$	36 ± 9	37 ± 9	36 ± 9	40 ± 11	40 ± 11
SVR ($\mathrm{dyn} \cdot \mathrm{sec} \cdot \mathrm{cm}^{-5}$)	1386 ± 533	1216 ± 508	1165 ± 568	$1064 \pm 513^{**}$	$1059 \pm 433^{**}$	$1067 \pm 455^{*}$	1143 ± 548	1118 ± 487	1094 ± 475	1358 ± 671
PVR ($\mathrm{dyn} \cdot \mathrm{sec} \cdot \mathrm{cm}^{-5}$)	171 ± 118	160 ± 96	175 ± 123	177 ± 153	163 ± 125	138 ± 77	140 ± 83	143 ± 81	144 ± 79	148 ± 81
RVSWI ($\mathrm{g} \cdot \mathrm{m} \cdot \mathrm{m}^2$)	11.6 ± 5.2	10.4 ± 5.5	10.0 ± 5.2	9.6 ± 4	$7.8 \pm 2.8^{*}$	$8.3 \pm 2.3^{*}$	$6.9 \pm 3.2^{*}$	$6.5 \pm 2.6^{*}$	9.8 ± 4.5	9.0 ± 3.2
LVSWI ($\mathrm{g} \cdot \mathrm{m} \cdot \mathrm{m}^2$)	59 ± 20	48 ± 20	$44 \pm 18^{**}$	$44 \pm 22^{**}$	$37 \pm 16^{**}$	$41 \pm 12^{**}$	$39 \pm 11^{*}$	$37 \pm 9^{*}$	43 ± 12	46 ± 9

*: $p < 0.05$, **: $p < 0.01$ (Wilcoxon-Test)

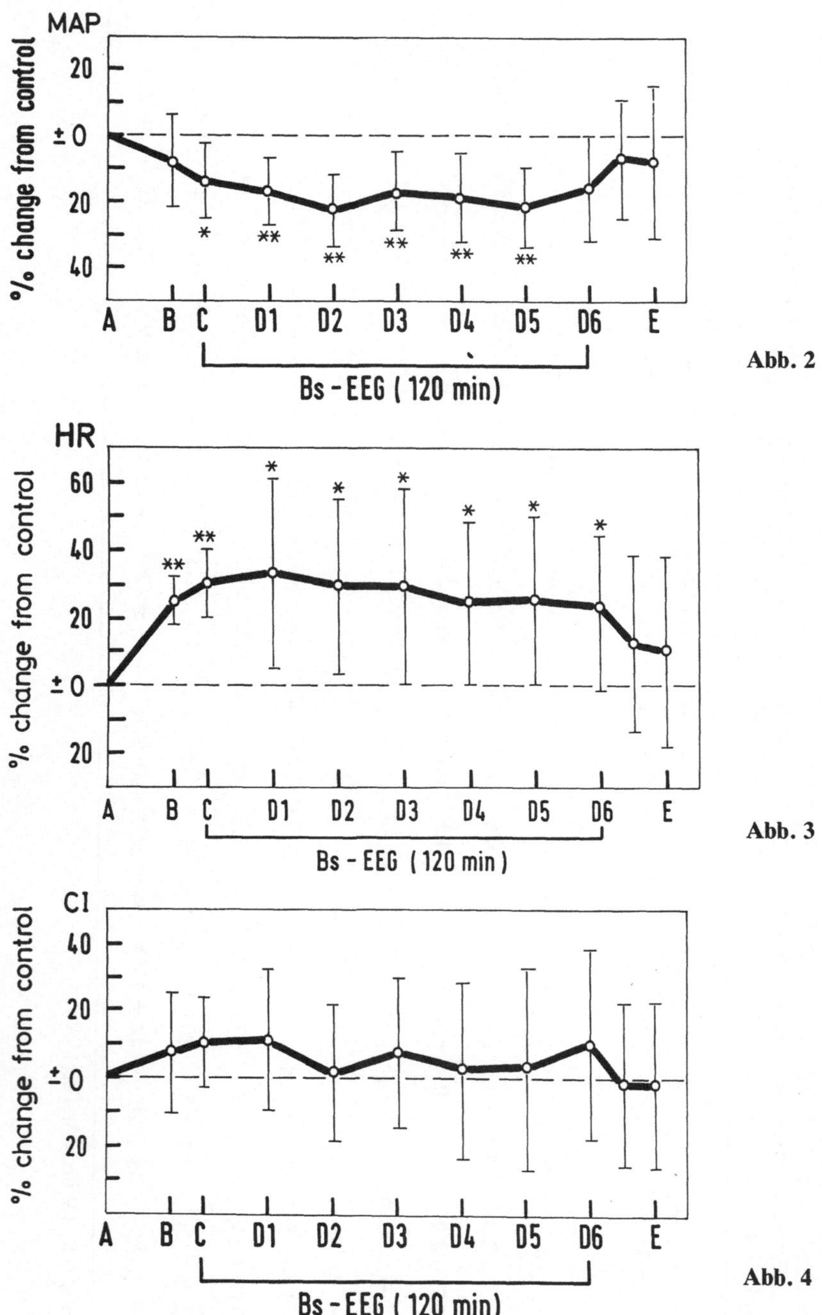

Abb. 2–7. Hämodynamische Veränderungen (in Prozent vom Kontrollwert) unter high-dose Methohexital (n = 8). HR: Herzfrequenz, MAP: mittlerer arterieller Druck, CI: Herzindex, SVI: Schlagvolumenindex, SVR: peripherer Gefäßwiderstand, LVSWI: Index der linksventrikulären Schlagarbeit, RVSWI: Index der rechtsventrikulären Schlagarbeit.
A: Kontrollwert, B: erste isoelektrische Strecken, C: Burst-Suppression-EEG (late), C–D$_6$: Burst-Suppression-EEG (120 min Dauer), E: keine isoelektrischen Strecken (vgl. Tabelle 8).

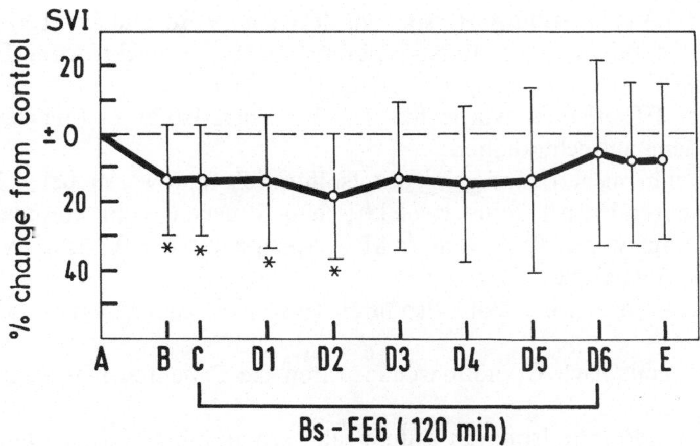

Abb. 5

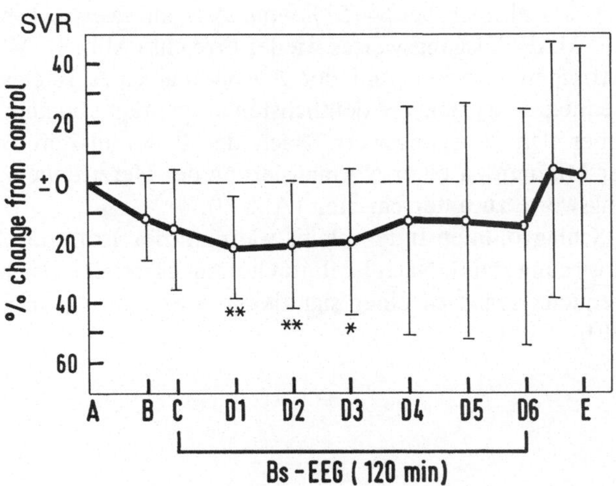

Abb. 6

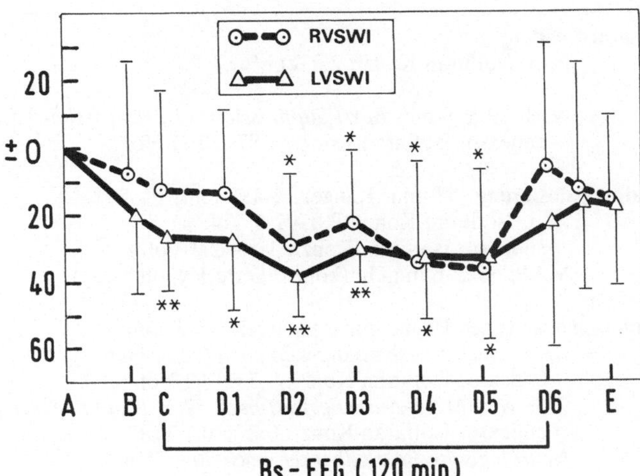

Abb. 7

Mit 2.5 Vol%-Isofluran (insp.) wurde nach 19 ± 8 min bei 1.97 ± 0.17 Vol%-Isofluran (endexsp.) ein Burst-Suppression- bzw. isoelektrisches EEG induziert (Tabelle 9).

Dieser EEG-Effekt wurde mit 1.8–2.2 Vol%-Isofluran (endexsp.) im Mittel 52 min lang aufrechterhalten.

9 ± 4 min nach Beendigung der Isofluran-Zufuhr waren bei 0.3 ± 0.2 Vol%-Isofluran (endexsp.) keine isoelektrischen Strecken mehr vorhanden und nach 24 ± 12 min waren 95% vom MAP-Ausgangswert bei 0.2 ± 0.1 Vol%-Isofluran (endexsp.) wieder erreicht.

Danach wurden 0.5 Vol%-Isofluran (insp.) bis zum Operationsende weitergegeben.

30–45 min. nach Operationsende waren die Patienten neurologisch voll beurteilbar.

Die hochdosierte Isofluran-Zufuhr führt schon während der EEG-Abflachung zu einem deutlichen MAP-Abfall, und während der Erhaltungsdosierung liegt der MAP im Mittel noch bei 54–57% vom Ausgangswert. 24 min nach Isofluran sind 95% des MAP-Ausgangswertes wieder erreicht (Abb. 8). Mit Auftreten der ersten isoelektrischen Strecken und der Ausbildung eines isoelektrischen EEG ist die Herzfrequenzsteigerung am deutlichsten ausgeprägt und liegt im Mittel um maximal 19% über dem Ausgangswert. Nach der Isofluran-Zufuhr kommt es innerhalb weniger Minuten zu einer Normalisierung der Herzfrequenz mit der Tendenz, die Ausgangswerte zu unterschreiten (Abb. 9).

Der Schlagvolumen-Index bleibt während der Isofluran-Anflutung und -Erhaltungsdosierung stabil. Nach Isofluran kommt es mit der gleichzeitigen Abnahme der Herzfrequenz sogar zu einer signifikanten Steigerung im Mittel um bis zu 21% (Abb. 10).

Tabelle 9. Isofluran-Dosierung (n=10) zur Induktion und Aufrechterhaltung eines Burst-Suppression- / isoelektrischen EEG

1. Isofluran-Loading
insp. Isofluran-Konz.: 2.5 Vol.%

Nach 19 ± 8 min *Burst-Suppression- / isoelektrisches EEG*
endexsp. Isoflurau-Konz.: 1.97 ± 0.17 Vol.%

2. Erhaltungsdosierung (52 min, Range: 12–198 min)
insp. Isofluran-Konz.: 2.0 – 2.5 Vol.%
endexsp. Isofluran-Konz.: 1.8 – 2.2 Vol.%
MAP: 55 ± 6 mmHg (kontrollierte Hypotension)

3. Erholungsphase (nach Beendigung der Isofluran-Zufuhr)
Keine isoelektrischen Strecken nach 9 ± 4 min
endexsp. Isofluran-Konz.: 0.3 ± 0.2 Vol.%
95% vom MAP-Ausgangswert nach 24 ± 12 min wieder erreicht
endexsp. Isofluran-Konz.: 0.2 ± 0.1 Vol.%
Neurologische Beurteilbarkeit nach 30 – 45 min

Tabelle 10. Hämodynamische Veränderungen (Mittelwerte und Standardabweichungen) unter high-dose Isofluran (n=10).
A: Kontrollwert vor Isofluran, A–C: Isofluran-Loading (insp. 2.5 Vol.%), B: erste isoelektrische Strecken, C: Burst-Suppression-EEG nach 19 ± 8 min, C–D_2: Isofluran-Erhaltungsdosierung (1.6 – 1.9 MAC) über einen Zeitraum von 52 min (Mittelwert) zur Aufrechterhaltung eines Burst-Suppression-(late) bzw. isoelektrischen EEG, E: keine isoelektrischen Strecken (9 ± 4 min nach Beendigung der Isofluran-Zufuhr), F: 95% vom MAP-Kontrollwert wieder erreicht (24 ± 12 min nach Beendigung der Isofluran-Zufuhr)

	A	B	C	D_1	D_2	E	F
HR (b/min)	76 ± 15	89 ± 8*	88 ± 8*	85 ± 8*	82 ± 9	73 ± 11	68 ± 10
MAP (mmHg)	104 ± 18	71 ± 12**	66 ± 10**	58 ± 7**	55 ± 6**	73 ± 14	96 ± 17
$\overline{PAP}$ (mmHg)	14.7 ± 3.8	15.8 ± 4.1	14.8 ± 4.6	13.3 ± 3.9	13.1 ± 4.7	13.2 ± 5.1	15 ± 5.1
$\overline{RAP}$ (mmHg)	3.9 ± 2.8	3.9 ± 2.4	4.1 ± 2.5	3.7 ± 1.9	3.0 ± 1.3	3.2 ± 1.6	3.8 ± 2.0
$\overline{PCWP}$ (mmHg)	9.1 ± 2.5	8.4 ± 4.0	8.9 ± 4.2	7.9 ± 3.7	7.6 ± 3.9	7.3 ± 3.9	8.3 ± 4.3
CI ($L\cdot min^{-1}\cdot m^{-2}$)	3.79 ± 0.76	4.68 ± 0.62*	4.78 ± 0.82*	4.45 ± 1.09*	4.38 ± 1.15	4.15 ± 1.04	4.17 ± 0.94
SVI ($ml\cdot m^{-2}$)	51 ± 12	53 ± 11	55 ± 13	53 ± 13	54 ± 15	58 ± 16*	61 ± 13**
SVR ($dyn\cdot sec\cdot cm^{-5}$)	1185 ± 254	647 ± 175**	579 ± 96**	559 ± 125**	550 ± 151**	768 ± 241**	1008 ± 245
PVR ($dyn\cdot sec\cdot cm^{-5}$)	65 ± 19	71 ± 23	59 ± 27	59 ± 24	61 ± 24	66 ± 21	70 ± 21
RVSWI ($g\text{-}m\cdot m^2$)	10.2 ± 2.7	11.3 ± 2.4	11.0 ± 4.3	9.1 ± 2.2	9.5 ± 4.4	10.2 ± 4.5	12.3 ± 4.6
LVSWI ($g\text{-}m\cdot m^2$)	74 ± 29	52 ± 12**	51 ± 16*	42 ± 13**	41 ± 14**	58 ± 21**	82 ± 25

*: $p < 0.05$, **: $p < 0.01$ (Wilcoxon-Test)

Durch die Herzfrequenzsteigerung kommt es während der Isofluran-Zufuhr bei unverändertem Schlagvolumenindex zu einer Zunahme des Cardiac-Index im Mittel um bis zu 20% (Abb. 11).

Isofluran führt zu einem ausgeprägten Abfall des peripheren Gefäßwiderstandes im Mittel um bis zu 52% vom Ausgangswert (Abb. 12).

Der LVSWI sinkt um maximal 43% (Abb. 13).

Der RVSWI, die rechts- und linksventrikulären Füllungsdrucke sowie der Lungengefäßwiderstand ändern sich nicht signifikant (Tabelle 10).

Diskussion und Schlußfolgerungen

Methohexital und Isofluran führen in den von uns ermittelten Dosierungen zu einer vergleichbaren EEG-Depression, die nach Isofluran sehr schnell reversibel ist.

Aufgrund der günstigen Eliminationskinetik volatiler Anästhetika im Vergleich zu intravenösen Narkotika stellt Isofluran nach unseren Erfahrungen die einzige

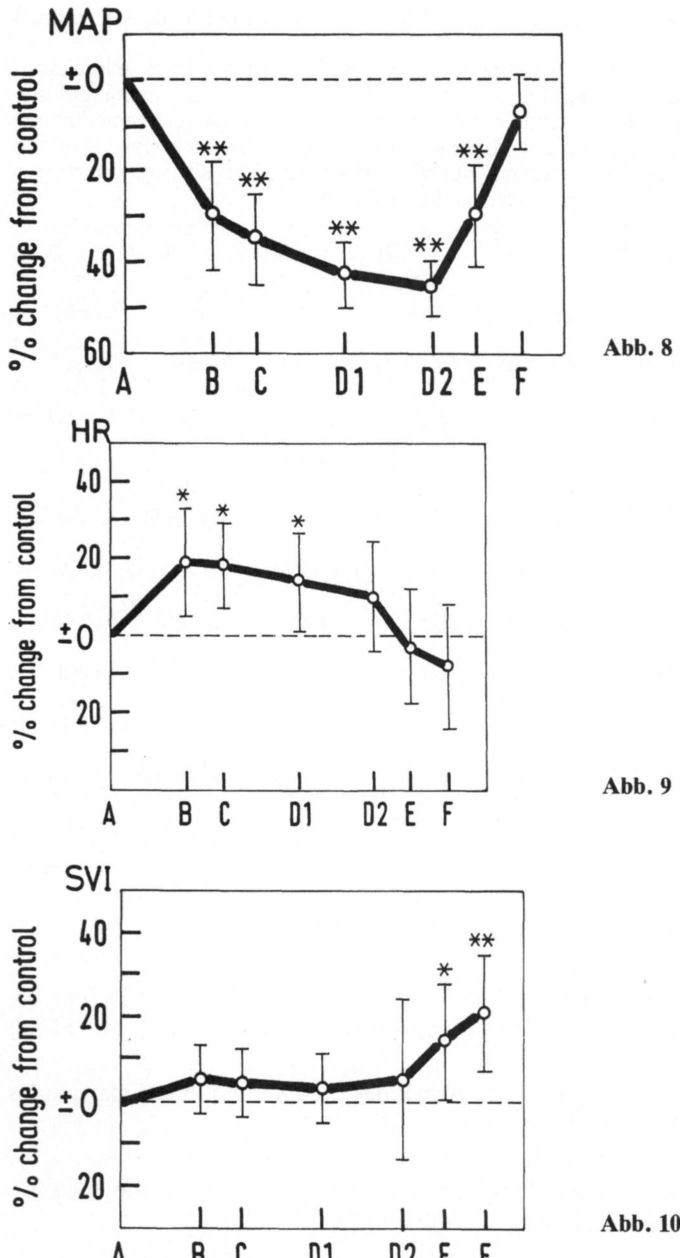

Abb. 8–13. Hämodynamische Veränderungen (in Prozent vom Kontrollwert) unter high-dose Isofluran (n = 10). HR: Herzfrequenz, MAP: mittlerer arterieller Druck, CI: Herzindex, SVI: Schlagvolumenindex, SVR: peripherer Gefäßwiderstand, LVSWI: Index der linksventrikulären Schlagarbeit, RVSWI: Index der rechtsventrikulären Schlagarbeit.
A: Kontrollwert, B: erste isoelektrische Strecken, C: Burst-Suppression-EEG (late), C–D$_2$: Burst-Suppression- bzw. isoelektrisches EEG (im Mittel 52 min. Dauer), E: keine isoelektrischen Strecken, F: 95% vom MAP-Kontrollwert wieder erreicht (vgl. Tabelle 10)

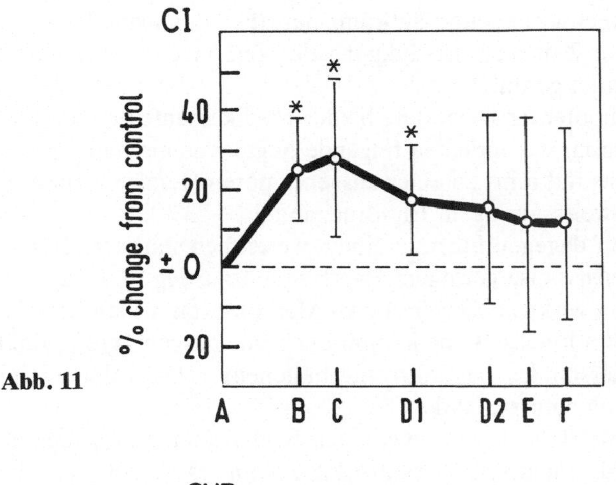

Abb. 11

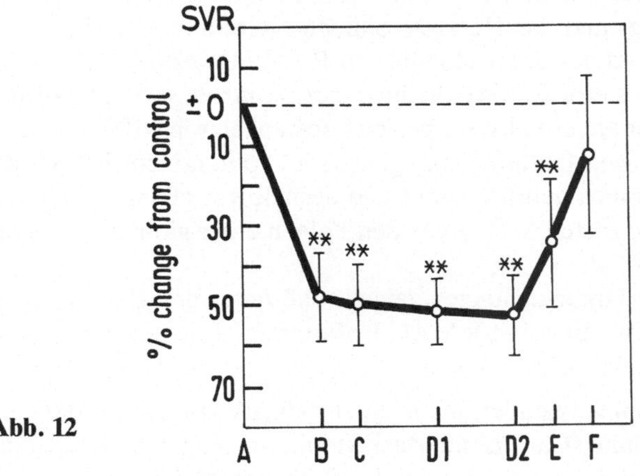

Abb. 12

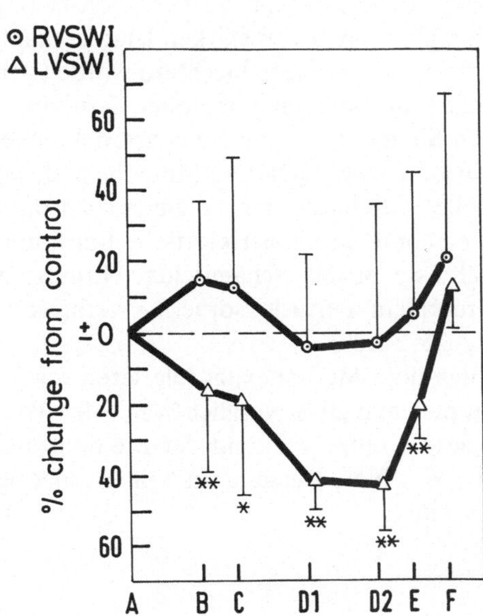
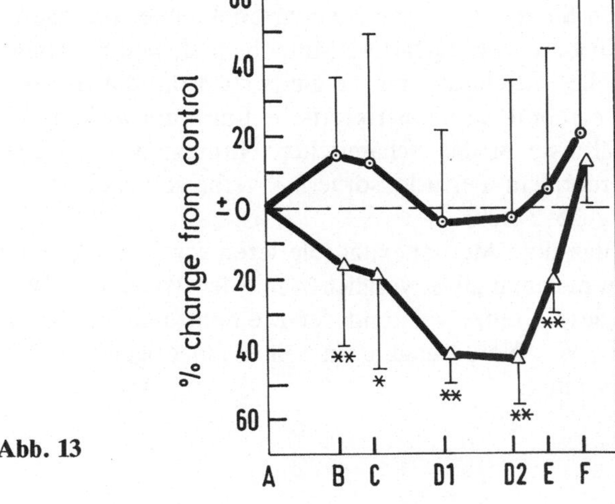

Abb. 13

hirnstoffwechselsenkende Substanz dar, die bei maximaler EEG-Depression innerhalb kurzer Zeit nach Beendigung der Zufuhr eine neurologische Beurteilbarkeit der Patienten garantiert.

Bei äquipotenter Dosierung beider Medikamente im Vergleich zum EEG-Effekt zeigen sich im wesentlichen folgende hämodynamischen Unterschiede:

Methohexital führt zu einer ausgeprägteren Herzfrequenzsteigerung (+ 30%) bei vergleichsweise geringem Blutdruckabfall (− 23%).

Isofluran dagegen führt zu einem wesentlich stärkeren Blutdruckabfall (− 53%) bei vergleichsweise geringem Herzfrequenzanstieg (+ 19%).

Isofluran wirkt im Gegensatz zu Methohexital als starker Vasodilatator [11, 18], und die Blutdrucksenkung kommt über eine ausgeprägte Reduktion des peripheren Gefäßwiderstandes bei aufrechterhaltenem Schlagvolumen und leicht erhöhtem Herzzeitvolumen zustande.

Unter Methohexital ist sowohl das Schlagvolumen als auch der periphere Gefäßwiderstand erniedrigt. Reflektorisch kommt es zu einer deutlichen Herzfrequenzsteigerung, und das Herzzeitvolumen bleibt aufrechterhalten.

Aufgrund des unterschiedlichen Blutdruckverhaltens verwenden wir Isofluran in hoher Dosierung ausschließlich zur *kontrollierten Hypotension*. Isofluran zeigt gegenüber anderen hypotensiven Substanzen wie NPN, Halothan oder Trimetaphan Vorteile, weil Isofluran, bei gleichem hypotensivem Effekt, den cerebralen Sauerstoffverbrauch deutlich senkt und deshalb vor allem bei kritisch tiefer Hypotension einen begrenzten Schutz vor den Folgen einer globalen inkompletten Hirnischämie bietet [18].

Unsere Untersuchungen zeigen, daß unter den Bedingungen einer Basis-Neuroleptnarkose mit 1.6–1.9 MAC Isofluran ein isoelektrisches EEG vorliegt und dabei der arterielle Mitteldruck etwa zwischen 50–60 mmHg liegt.

Isofluran verwenden wir nicht zur Hirnstoffwechselsenkung in Fällen der *fokalen Hirnischämie* (Carotisendarteriektomie, passageres Gefäßclipping in der Aneurysmachirurgie), weil Isofluran die Perfusionsbedingungen im Bereich der ischämischen Hirnregion durch den starken Blutdruckabfall und die cerebral-vasodilatorische Wirkung [18] eher verschlechtern würde (steal-Effekt) [12, 27] und eine Kombination mit Katecholaminen in hoher Dosierung problematisch erscheint [9].

In diesen Situationen (Carotisendarteriektomie, passageres Gefäßclipping) verwenden wir bevorzugt high-dose Methohexital, weil bei äquipotentem EEG-Effekt der arterielle Mitteldruck im Vergleich zu Isofluran deutlich weniger abfällt und durch die cerebral-vasokonstriktorische Barbituratwirkung [3, 20, 26, 29] die Perfusionsverhältnisse in der ischämischen Hirnregion – bei allerdings aufrechterhaltenem cerebralem Perfusionsdruck – verbessert werden können (inverse steal-Effekt) [12, 25, 27, 29].

Unter high-dose Methohexital tolerieren wir einen Abfall des arteriellen Mitteldrucks um maximal 20%, verglichen mit den Werten im Wachzustand.

Wenn diese Grenze während der Methohexital-Zufuhr unterschritten wird, infundieren wir Noradrenalin in einer niedrigen Dosierung von 0.05–0.15 $\mu g \times kg^{-1} \times min^{-1}$.

Literatur

1. Anderson RE. Sundt TM (1983) Brain pH in focal cerebral ischemia and the protective effects of barbiturate anaesthesia. J Cereb Blood Flow Metab 3: 493
2. Belopavlovic M, Buchthal A (1980) Barbiturate therapy in cerebral ischaemia. Anaesthesia 35: 235
3. Branston NM. Hope DT, Symon L (1979) Barbiturates in focal ischaemia of primate cortex: effects on blood flow distribution evoked potential and extracellular potassium. Stroke 10: 647
4. Feustel PJ, Ingvar MC, Severinghaus TW (1981) Cerebral oxygen availability and blood flow during middle cerebral artery occlusion: Effects of pentobarbital. Stroke 12: 858
5. Gronert GA, Michenfelder JD, Sharbrough FW, Milde J (1981) Canine cerebral metabolic tolerance during 24 hours deep pentobarbital anaesthesia. Anesthesiology 55: 110
6. Heuser D, Guggenberger H (1985) Ionic changes in brain ischaemia and alterations produced by drugs. Br J Anaesth 57: 23
7. Hoff JI, Pitts LH, Spetzler RF (1977) Barbiturates for protection from cerebral aneurysma surgery. Acta Neurol Scand 56: 158
8. Hoff JI, Smith AL, Hankinson HL, Nielson SL (1975) Barbiturate protection from cerebral ischaemia in primates. Stroke 6: 28
9. Johnston RR, Eger II. EI, Wilson C (1976) A comparative interaction of epinephrine with enflurane, isoflurane and halothane in man. Anaesth Analg 55: 709
10. Kassel NF, Hitchon PW, Gerk MK, Sokoll MD, Hill TR (1980) Alterations in cerebral blood flow, oxygen metabolism and electrical activity produced by high dose sodium thiopental. Neurosurgery 7: 598
11. Lam AM, Gelb AW (1983) Cardiovascular effects of Isoflurane-induced hypotension for cerebral aneurysm surgery. Anaesth Analg 62: 742
12. McDowall DG (1985) Induced hypotension and brain ischaemia. Br J Anaesth 57: 110
13. Michenfelder JD (1974) The interdependency of cerebral functional and metabolic effects following massive doses of thiopental in the dog. Anesthesiology 41: 231
14. Michenfelder JD, Milde JH (1975) Influence of anaesthetics on metabolic, functional and pathological responses to regional cerebral ischemia. Stroke 6: 405
15. Michenfelder JD, Milde JH, Sundt JM (1976) Cerebral protection by barbiturate anaesthesia. Use after middle cerebral artery occlusion in Java monkeys. Arch Neurol 33: 345
16. Moseley JI, Laurent JP, Molinari GF (1975) Barbiturate attenuation of the clinical course and pathologic lesions in a primate stroke model. Neurology 25: 870
17. Newberg LA, Michenfelder JD (1983) Cerebral protection by isoflurane during hypoxemia or ischemia. Anesthesiology 59: 29
18. Newberg LA, Milde JH, Michenfelder JD (1984) Systemic and cerebral effects of isoflurane-induced hypotension in dogs. Anesthesiology 60: 541
19. Newberg LA, Milde JH, Michenfelder JD (1983) The cerebral metabolic effects of isoflurane at and above concentrations that suppress cortical electrical activity. Anesthesiology 59: 23
20. Rasmussen MJ, Rosendal T, Overgaard J (1975) Paradoxical responses of regional cerebral blood flow induced by the anaesthetic drug Althesin. In: Blood Flow and Metabolism in the Brain. Harper AM, Jennett WB, Miller JD, Rowan JO (eds), p. 1118. Edinburgh: Chirchill Livingstone
21. Rockoff MA, Marshall LF, Shapiro HM (1979) High dose barbiturate therapy in humans: A clinical review of 60 patients. Ann. Neurol. 6: 194
22. Selman WR, Spetzler RF, Auton AH, Crumrine RC (1981) Management of prolonged therapeutic barbiturate coma. Surg Neurol 15: 9
23. Selman WR, Spetzler RF, Roessman UR, Roesblatt JI, Crumrine RC (1981) Barbiturate induced coma therapy for focal cerebral ischaemia: effect after temporary and permanent MCA occlusion. J Neurosurg 55: 220
24. Simeone FH, Frazer G, Lawner P (1979) Ischaemia brain oedema: Comparative effects of barbiturates and hypothermia. Stroke 10: 8
25. Shapiro HM (1985) Barbiturates in brain ischaemia. Br J Anaesth. 57: 82

26. Shapiro HM (1975) Intracranial hypertension: Therapeutic and anaesthetic considerations. Anesthesiology 43: 445
27. Smith AL, Hoff JT, Nielson SL, Larson CP (1974) Barbiturate protection in acute focal cerebral ischemia. Stroke 5: 1
28. Spetzler RF, Selman WR, Roski RA, Bonstelle C (1982) Cerebral revascularization during barbiturate coma in primates and humans. Surg Neurol 17: 111
29. Symon L (1985) Flow thresholds in brain ischaemia and the effects of drugs. Br J Anaesth 57: 34
30. Tamura A, Asano T, Sano K, Tsumagaei T, Nakajima A (1979) Protection from cerebral ischaemia by a new imidazol derivative Y-9189 and pentobarbital. A comparative study in chronic middle cerebral occlusion in cats. Stroke 10: 126
31. Yatsu FM, Diamond I, Graziano C, Lundquist PC (1972) Experimental brain ischaemia: Protection from irreversible damage with a rapid-acting barbiturate (methohexital). Stroke 3: 726

Hirnprotektive Maßnahmen aus der Sicht des Neurochirurgen

N. Freckmann, D. Renz, H.-Ch. Müchler, H. Rehn

Einleitung

Ganz allgemein versteht der Neurochirurg unter „Hirnprotektion" jede Möglichkeit, das Gehirn nach einem Trauma, nach einem Insult-Geschehen, vor allem aber bei einer geplanten Operation vor den Folgen ischämischer Zustände zu schützen. Bei neurochirurgischen Eingriffen fängt das bereits bei der schonenden Handhabung der Hirnspatel an. Mikrochirurgische Techniken und in zunehmendem Maße die Laserchirurgie schützen vor ungewollten Verletzungen cerebraler Gefäße und den daraus resultierenden Durchblutungsstörungen. Andererseits ist der Neurochirurg in bestimmten Fällen gezwungen, ischämische Zustände am Hirn herbeizuführen. Wegen der geringen Ischämietoleranz des Gehirnes dürfen solche Ereignisse nur von kurzer Dauer sein. In erster Linie handelt es sich hierbei um operativ-technisch bedingte, temporäre Verschlüsse hirnversorgender Gefäße.

Unter dem Begriff „Hirnprotektion" lassen sich also zusammenfassen:
1. schonende Operationsverfahren,
2. kurze intraoperative Verschlußzeiten hirnversorgender Gefäße,
3. ausreichend hoher systemischer Blutdruck – cerebraler Blutfluß,
4. hoher Sauerstoffpartialdruck,
5. optimale rheologische Voraussetzungen,
6. Hypothermie (allgemeine Reduzierung des Stoffwechsels) und
7. die chemische Protektion des Hirnes durch Senkung des cerebralen Stoffwechsels und/oder des erhöhten intrakraniellen Druckes.

Dieses Referat behandelt vorwiegend die Möglichkeiten des Einsatzes hirnstoffwechselsenkender Pharmaka in der Neurochirurgie.

Bemühungen um Hirnprotektion im Wandel

Zunächst ein kurzer Rückblick auf Verfahren, die als hirnprotektive Maßnahmen im engeren Sinne bezeichnet werden. Bis 1950 wurden durch Herzstillstand, cerebralen Insult oder Schädel-Hirn-Verletzungen verursachte cerebrale Läsionen als weitgehend irreversibel angesehen. In der Folgezeit gelangten nacheinander verschiedene Verfahren zur Hirnprotektion in die Klinik, wo sie die in sie gesetzten Erwartungen jedoch nicht oder nur teilweise erfüllen konnten.

Tabelle 1. Carotischirurgie (Schema)

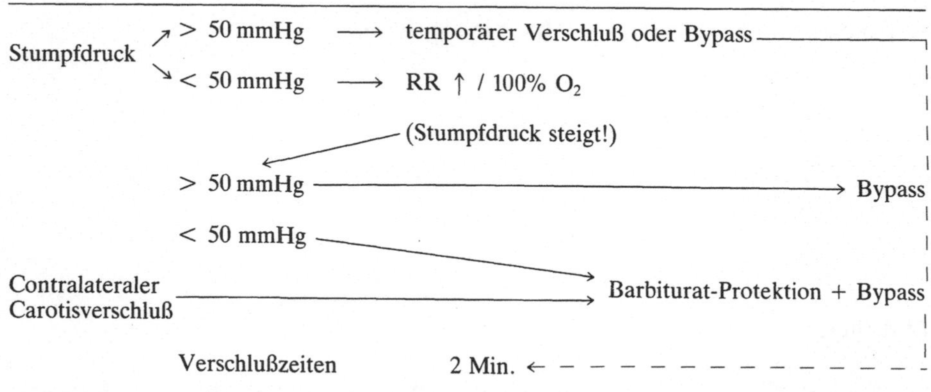

Mitte der 50er Jahre war das zunächst die gemäßigte Hypothermie-Behandlung
(34–35 °C) mit der Möglichkeit der allgemeinen Stoffwechselsenkung, die nach
einer anfänglichen Welle der Begeisterung bald wieder verlassen wurde: Die Rate
schwerwiegender Nebenwirkungen war zu hoch.

Ende der 60er Jahre gelangte die extreme Osmo-Therapie (z. B. Harnstoff,
Manitol) zu großer Bedeutung. Wegen des ausgeprägten „Rebound-Effektes" blieb
auch ihr der durchgreifende Erfolg versagt. Ersatzweise wurde die Behandlung mit
Furosemid, Aldosteron-Antagonisten und Carboanhydrasehemmern eingeführt. Im
wesentlichen handelt es sich hierbei um Maßnahmen, die der Entwicklung eines
Hirnödems entgegenwirken oder diese mindern. Ziel war und ist es, den path.
erhöhten intrakraniellen Druck zu senken, um den cerebralen Blutfluß aufrechtzu-
erhalten oder zu verbessern.

Anfang der 70er Jahre spielte die exzessive Hyperventilation ($PCO_2 < 29$) speziell
nach Schädel-Hirn-Verletzungen und cerebralem Insult eine große Rolle. Auch sie
wurde wegen der erheblichen dabei in Kauf zu nehmenden Nebenwirkungen wieder
weitgehend verlassen.

Schließlich wurde die auch heute noch übliche Steroidtherapie mit ihren kalku-
lierbaren und relativ begrenzten Nebenwirkungen eingeführt. Die antiödematöse
Wirkung des Dexamethasons bei Patienten mit Hirntumoren steht außer Frage. In
der Behandlung von Schädel-Hirn-Verletzten dagegen ist die Wirkung der Steroide
umstritten [6].

Seit Ende der 70er Jahre gewinnt die hirnstoffwechselsenkende Therapie mit
Barbituraten zunehmend an Bedeutung. Einige der gebräuchlichsten Substanzen
sind das Thiopental, Pentobarbital, Phenobarbital, Thiobutabarbital und das
Methohexital. Letzteres besitzt eine sehr kurze Halbwertszeit und ist ausgezeichnet
steuerbar.

Cerebrale Ischämie und Hirnstoffwechsel

Zum Verständnis der Wirkungsweise hirnstoffwechselsenkender Pharmaka seien einige physiologische Bemerkungen vorangestellt. Bekanntermaßen hat das Hirn einen sehr hohen Sauerstoff- und Glukosebedarf. Dieser hohe Energiebedarf ist notwendig zur Aufrechterhaltung der synaptischen Transmission, d. h. der spezifisch cerebralen Funktionen. Die elektrischen Vorgänge an den Synapsen können mit Hilfe der Elektroencephalographie oder durch Ableitung evozierter Potentiale gemessen und registriert werden. Neben der unbestritten günstigen Wirkung bei intrakraniellen Drucksteigerungen stoppen Barbiturate in entsprechender Dosierung die synaptische Aktivität der Neurone, was sich in einem O-Linien-EEG ausdrückt. Die hierdurch zu erreichende Energieeinsparung beträgt etwa 30% bis 50% des Ausgangswertes. Dieser Level ist durch Barbiturate nicht weiter zu senken. Eine weitere Absenkung des Hirnstoffwechsels unter vorangehender Barbiturat-Behandlung konnte experimentell durch lokal appliziertes Lidocain erreicht werden. Die Gesamtreduzierung des Hirnstoffwechsels beträgt hierbei etwa 70%. Lidocain bewirkt eine Zellmembranstabilisierung und beeinflußt die Natrium-Kalium-Pumpe. Unter alleiniger extremer Hypothermie (18 °C) ist im Experiment eine Erniedrigung aller cerebraler Stoffwechselfunktionen auf 25% des Ausgangswertes möglich.

In Tierversuchen wurde durch Verschluß der Arteria cerebri media eine Ischämie der entsprechenden Hirnregionen erzeugt. Hierbei kommt es zu einem raschen Abfall des cerebralen Blutflusses. Beträgt dieser weniger als ca. 20 ml/100 g/min., kommt es abrupt zu einer O-Linie im EEG, d. h. zum Erliegen der synaptischen Transmission. Dieses Stadium, Penumbra genannt, ist reversibel. Bei länger andauerndem niedrigem oder weiter absinkendem cerebralen Blutfluß kommt es zu einem Anstieg des Kaliums im cerebralen Interstitium als Ausdruck einer irreversiblen Zellmembranschädigung.

Hieraus resultiert, daß Barbiturate bei vorgeschädigten Hirnzellen keine Energieeinsparung erzielen, da sie bei Erliegen der synaptischen Aktivität wirkungslos sind [1, 3, 4, 5].

Andererseits ist vorstellbar, daß Barbiturate prophylaktisch, also z. B. vor Herbeiführen einer cerebralen Ischämie verabreicht, die Ischämietoleranz des Hirns, d. h. das Verhältnis zwischen Sauerstoffverbrauch und Sauerstoffbedarf, durch Verringerung des Sauerstoff- und Glukosebedarfs verbessern können. Im Tierexperiment konnte diese Annahme bestätigt werden, gesicherte klinische Untersuchungen stehen dagegen noch aus [1, 3].

Hirnprotektion bei neurochirurgischen Operationen

Da der Neurochirurg nicht – wie der Chirurg im Bereich der Extremitäten – in Blutleere operieren kann, ist zumindest eine Minderung des Blutungsrisikos, insbesondere bei Eingriffen am hirnversorgenden Gefäßsystem, vorteilhaft. Speziell bei Operationen zur Ausschaltung cerebraler Aneurysmen ist manchmal der temporäre Verschluß des hirnversorgenden Gefäßes notwendig oder zum Zwecke der schnelleren Präparation wünschenswert. Ebenso kommt es bei Eingriffen am Halsteil der Arteria carotis interna vorhersehbar zum passageren Verschluß des Gefäßes. In dieser Situation, wo für die entsprechenden Hirnregionen ein Ischämierisiko besteht, bietet sich die Barbituratbehandlung zur Reduzierung des cerebralen Stoffwechsels und damit zur Erhöhung der Ischämietoleranz an. An unserer Klinik verwenden wir bevorzugt Methohexital wegen seines raschen Wirkungseintritts und seiner guten Steuerbarkeit.

a) Operatives Vorgehen bei cerebralen Aneurysmen

Patienten mit cerebralen Aneurysmen leiden oft gleichzeitig unter einem Hypertonus, der vor der Operation vorsichtig auf ein tolerables Niveau gesenkt werden sollte, um das Nachblutungsrisiko zu verringern. Blutdruckspitzen müssen vermieden oder kupiert werden. Andererseits wächst mit zunehmendem zeitlichem Abstand nach Subarachnoidalblutung die Gefahr einer mangelhaften cerebralen Perfusion infolge cerebraler Vasospasmen. Eine unbedachte Blutdrucksenkung zur Reduzierung des Nachblutungsrisikos erhöht die Wahrscheinlichkeit posthaemorrhagischer cerebraler Infarkte. Bei Patienten, die im akuten Stadium, d. h. innerhalb der ersten 60 Stunden nach Subarachnoidalblutung operiert werden, sind intraoperativ induzierte Drucksenkungen deshalb gefährlich. Entscheidend für das operative und anaesthesiologische Vorgehen sind, neben dem Zustand des Patienten, der Sitz des Aneurysmas und der Operationszeitpunkt, d. h. der zeitliche Abstand nach Subarachnoidalblutung.

Während supraklinoidale Carotisaneurysmen normalerweise schnell und leicht zu erreichen sowie meist problemlos zu clippen sind, kann dies bei Aneurysmen der Arteria communicans anterior, der Arteria cerebri media und vor allem bei Aneurysmen des Basilaris-Strombahngebietes erheblich erschwert sein.

Die Arteria cerebri media, wo die Aneurysmen meist im Bifurkationsbereich gelegen sind, muß als Endarterie angesehen werden. Sie versorgt neben den Basalganglien den motorischen und sensiblen Cortex. Je nach Händigkeit, versorgt sie auch die verschiedenen Sprechzentren. Ein Verschluß der Arteria cerebri media, der ohnehin nur distal der Stammgangliengefäße vorgenommen werden sollte, führt damit zu einer Ischämie der entsprechenden Rindenareale und beinhaltet die Gefahr eines Infarktes. Zwar rupturieren Mediaaneurysmen intraoperativ erfahrungsgemäß nicht so häufig wie die der Arteria communicans anterior, doch ist diese Situation auch nicht gerade selten. Hier hilft oft nur der temporäre Mediahauptstammverschluß weiter. Da Mediaaneurysmen tief in der Fissura Sylvii liegen, ist die Präparation nicht einfach. Besonders die Darstellung des Aneurysmahalses gestaltet sich oft schwierig, da aus der Mediateilungsstelle mitunter drei oder mehr Gefäße abgehen, die durch den Clip nicht mitverschlossen werden dürfen. In passagerer Blutleere gelingt die Präparation weitaus schneller und der Hals kann sicher, ohne Einschluß versorgender Mediaäste, geclippt werden. Meistens reicht der temporäre Verschluß der Aneurysma-speisenden Arteria für die Dauer von bis zu 5 Min. aus. Mitunter ergibt sich aber die Notwendigkeit, das Gefäß länger verschlossen zu halten, was die Problematik bei Eingriffen am cerebralen Gefäßsystem erkennen läßt. Angesichts des Infarktrisikos könnte der Chirurg gelassener und zielstrebiger operieren, wüßte er, daß das temporäre Clippen eines hirnversorgenden Gefäßes auch über einen Zeitraum von 5 Min. hinaus keine bleibenden Schäden hinterließe.

Auch bei Aneurysmen der Arteria communicans anterior sind die Abgangsverhältnisse oft unübersichtlich. Hier kann in seltenen Fällen das Clippen der Pars circularis der Arteria cerebri anterior distal der Stammgangliengefäße zu einer Vereinfachung des Aneurysmapräparation beitragen. Allerdings führt hier der temporäre Verschluß normalerweise nur zu einer Minderung der Durchblutung, da über die Arteria communicans anterior in den meisten Fällen ein Kollateralkreislauf existiert. Verhältnismäßig häufig kommt es, speziell bei der Präparation im Bereich der Arteria communicans anterior, zur Ruptur des Aneurysmas. Unter günstigen Umständen kann die Blutung mit dem Sauger kontrolliert werden, während die andere Hand weiterpräpariert und versucht, das Aneurysma auszuschalten. Andererseits kann die Übersicht völlig verlorengehen, und der Patient ist in der Folge durch ein relativ traumatisierendes weiteres Vorgehen gefährdet. In dieser Situation wird ein temporäres Clippen der Pars circularis der Arteria cerebri anterior zwingend erforderlich.

An unserer Klinik wurde deshalb bis vor 2 Jahren grundsätzlich die kontrollierte Hypotension zur Reduzierung des intraoperativen Blutungsrisikos mit dem Nachteil einer u. U. länger andauernd verminderten cerebralen Perfusion durchgeführt. Heute verwenden wir diese Methode zusammen mit der hirnstoffwechselsenkenden Barbituratbehandlung nur noch bei großen Arteria-communicans-anterior-Aneurysmen und bei Aneurysmen des vertebro-basilaren Kreislaufs.

Zusammenfassend läßt sich für die Aneurysmachirurgie sagen:
1. Die Senkung des arteriellen Druckes zur Reduzierung des Aneurysmainnendrukkes und des Blutungsrisikos erleichtert das operative Vorgehen, ist aber mit Nachteilen, wie z. B. einer erheblichen Perfusionsminderung im Bereich des Spateldruckes verbunden. Bei Vorliegen cerebraler Vasospasmen, im akuten Krankheitsstadium keine Seltenheit, kann die kontrollierte Drucksenkung einen Infarkt nach sich ziehen.
2. Der temporäre Gefäßverschluß hat bei entsprechender Dauer trotz druckpassiver Perfusion über piale Kollateralen einen Infarkt zur Folge.
3. Für beide Situationen wäre eine prophylaktische Hirnstoffwechselreduzierung mit Verringerung des cerebralen Sauerstoffbedarfs ideal.
4. Unseres Erachtens kann der temporäre Verschluß eines Aneurysma tragenden Gefäßes unter Barbituratschutz, z. B. mit Methohexital, unter Anhebung des arteriellen Systemdruckes zur Verbesserung des cerebralen Blutflusses durchgeführt werden. Hierdurch wird die druckpassive Kollateralversorgung verbessert und die Gefahr einer Gehirninfarzierung infolge vasospasmusbedingter Minderperfusion gemindert. Das Vorgehen sollte vor dem Eingriff im Detail mit dem Anästhesisten besprochen werden und hängt, wie bereits erwähnt, in erster Linie von der Lage des Aneurysmas, vom Timing und von dem im Einzelfall vorhandenen Kollateralkreislauf ab.
5. Die kontrollierte, möglichst unter Barbituratschutz vorgenommene, Hypotension ist nur noch notwendig, wenn das aneurysmaversorgende Gefäß nicht passager verschlossen werden darf, wie es bei den seltenen Aneurysmen des vertebrobasilären Kreislaufes der Fall ist.

b) Operatives Vorgehen bei der Carotisendarteriekomie

Bei Patienten mit Carotisstenosen und/oder -verschlüssen liegt meist gleichzeitig ein sklerotisches Herz- und Gefäßleiden vor. Es handelt sich um „High-risk"-Patienten, bei denen Narkose- und Operation eine erhebliche Belastung und Gefährdung darstellen. Blutdrucksenkungen sind zu vermeiden, da oft ein Erfordernishochdruck besteht. Zur Aufrechterhaltung einer ausreichenden cerebralen Perfusion ist es notwendig, den arteriellen Druck auf einem entsprechend hohen Niveau zu halten. Die Operationsindikation ergibt sich aus dem Bestreben, den nach vorangegangener transitorisch-ischämischer Attacke drohenden Hirninfarkt zu verhindern.

Die Arteria carotis wird im Bifurkationsbereich freigelegt. Nach Abklemmen der Arteriae carotis communis und externa wird der sog. Stumpfdruck, d. h. der Druck in der stenosierten Arteria carotis interna, über eine direkt in das Gefäß eingeführte Kanüle gemessen. Beträgt dieser im Mittelwert *über 50 mmHg*, so ist ein ausreichender cerebraler Kollateralkreislauf über den Circulus arteriosus Willisii wahrscheinlich. In diesem Fall kann die Arteria carotis interna für den Zeitraum des Gefäßeingriff ohne neurologische Ausfälle befürchten zu müssen, verschlossen werden. Das Gefäß wird unter Blutleere eröffnet, der arteriosklerotische Plaque wird ausgeräumt. Nach der Gefäßnaht wird zunächst die Arteria carotis externa, dann die Arteria carotis communis und schließlich die Arteria carotis interna eröffnet, um so Mikroembolien durch evtl. abreißende Intimapartikel zu verhindern.

Liegt der arterielle Mitteldruck in der Arteria carotis interna jedoch *unter 50 mmHg*, muß ein ungenügender Kollateralkreislauf angenommen werden. Für diesen Fall schlagen wir ein differenziertes Procedere vor: Zuerst wird unter reiner Sauerstoffbeatmung eine Anhebung des arteriellen Mitteldruckes vorgenommen. Erhöht sich der Stumpfdruck hierbei auf *über 50 mmHg*, wird der Eingriff unter Verwendung eines intraluminären Shunts fortgesetzt: Das angeschlungene Gefäß wird abgeklemmt und incidiert. Dann wird der Bypass nach Lockerung der Anschlingung und Öffnen der auf der Arteria carotis interna sitzenden Klemme in das Gefäßlumen vorgeschoben. Die Anschlingung wird sofort wieder festgezogen. Gleichermaßen erfolgt das Einlegen des Bypasses in die Arteria carotis communis.

Die Arteria carotis externa wird für die Zeit des Eingriffes verschlossen. Die Dauer des Arteriacarotisinterna-Verschlusses beim Einführen und Herausnehmen des intraluminären Bypasses sollte nicht mehr als 2 Minuten betragen.

Bleibt nach Anhebung des arteriellen Mitteldruckes der Stumpfdruck dagegen *unter 50 mmHg*, leiten wir die Hirnprotektion mit Methohexital ein. Nach etwa 5 Min. erscheint auf dem Cerebral-Function-Monitor ein „Burst-Suppression-EEG". Jetzt wird in der oben beschriebenen Weise, ebenfalls unter Verwendung des intraluminären Bypasses, weiteroperiert.

Patienten mit kontralateralem Arteriacarotisinterna-Verschluß operieren wir in jedem Fall unter Barbiturat-Schutz, da hier die Gefahr einer cerebralen Ischämie besonders hoch ist.

Schlußfolgerungen

Wir glauben, daß bei neurochirurgischen Eingriffen, bei denen mit fokalen cerebralen ischämischen Zuständen zu rechnen ist, die vorherige Reduzierung des cerebralen Stoffwechsels durch Barbiturate die Ischämietoleranzgrenze des Hirngewebes in Grenzen anhebt. Nach unseren bisher vorliegenden klinischen Erfahrungen scheint der vorübergehende, auch länger als 5 Min. anhaltende Verschluß einer hirnversorgenden Arterie zu keinen nennenswerten postoperativen Folgen zu führen. Unter 8 Fallbeobachtungen, Patienten mit Arteria-cerebri-media- bzw. Arteria-communicans-anterior-Aneurysmen sahen wir 2 postoperative Hirninfarkte. Die Ursache war einmal der offensichtlich zu lange passagere A.-cerebri-media-Hauptstammverschluß von 24 Min., zum anderen ein versehentlich vom Aneurysmaclipp miterfaßter Mediaast. Alle anderen Patienten erholten sich von dem Eingriff ohne bleibende neurologische Ausfälle. Carotisendarteriektomien führen wir in besonders gelagerten Einzelfällen wie oben beschrieben seit 1 ½ Jahren unter Barbituratschutz durch. Hier haben wir bisher keine Komplikationen beobachtet, die mit einer zu langen Gefäßverschlußzeit in Verbindung gebracht werden könnten.

Wir empfehlen jedoch, da gesicherte Untersuchungen am Menschen bisher nicht vorliegen, die Verschlußzeiten nicht über eine Dauer von 10 Min. auszudehnen. Die Chance für weitere Entwicklungen sehen wir in der lokalen Anwendung von Lidocain mit seiner zellmembranstabilisierenden Wirkung. Hierzu wäre jedoch, neben anderen aufwendigen Maßnahmen, ein extra-korporaler Kreislauf erforderlich [2].

Literatur

1. Astrup J, Siesjö BK, Symon L (1981) The state of "penumbra" in the ischemic brain: viable and lethal thresholds in cerebral ischemia. Stroke 12: 723–725
2. Heuser D (1981) Protektion zentralvenöser Strukturen bei langdauernder cerebraler Ischämie infolge intraoperativen Kreislaufstillstandes. Zentraleuropäischer Anaesthesiekongreß (ZAK) 1981, Berlin. Zusammenfassung der Vorträge – Herausgeber: Brückner JB und Hess W, Berlin
3. Lassen NA, Astrup J (1985) Cerebrovascular Physiology in cerebrovascular Surgery, Vol. I Editor: Fein JM, Flamm ES, Springer-Verlag, NewYork, Berlin, Heidelberg, Tokyo
4. Michenfelder JD (1981) Current concepts in cerebral resuscidation. Zentraleuropäischer Anaesthesiekongreß (ZAK) 1981, Berlin
5. Shapiro HM (1985) Barbiturates in Brain Ischemia. Br J Anaesth 57: 82–95
6. Sollmann WP, Hussein S, Stolke D (1985) Behandlungsergebnisse von schweren Schädel-Hirn-Traumen mit und ohne Dexamethason-Therapie. Neurochirurgia 28: 46–48

Einsatz stoffwechselsenkender Hypnotika beim Schädelhirntrauma

K. Wiedemann, H. Polarz

Bereits im Jahre 1937 wurde durch Horsley bekanntgemacht, daß Barbiturate den lumbalen Liquordruck vermindern.

Arnfred et al. (1967) zeigte in den sechziger Jahren, daß Mäuse in Sauerstoffmangelatmosphäre länger überlebten, wenn sie mit Barbituraten vorbehandelt waren, und trugen damit wesentlich zum Interesse an der cerebralen Schutzwirkung dieser stoffwechselsenkenden Pharmaka bei.

Die Erhellung der Pathophysiologie des Schädelhirntraumas während der letzten beiden Jahrzehnte schien gerade aufgrund dieser beiden Effekte von Hypnotika Indikationen für ihren Einsatz in der Klinik zu bieten.

Abgesehen von der *primären* Schädigung, des „White matter shearing" der unmittelbaren mechanischen Zerstörung von Axonen, betrifft den Patienten das *sekundäre Trauma*. Dessen wichtigster Endpunkt ist die cerebrale Ischämie.

Ihre Ausprägungen beim Schädelhirntrauma betreffen Raumforderungen durch extra- und intracerebrale Hämatome, unbeherrschbare Steigerung des intrakraniellen Druckes durch Zunahme des intracerebralen Blutvolumens, der Gehirnmasse durch vasogenes und später cytotoxisches Ödem [17]. In diesem Bild der inkompletten Ischämie vermischen sich die Probleme der Rezirkulation wie nach globaler Ischämie mit den Schwellenbereichen der Durchblutung, die für die regionale Ischämie charakteristisch sind [16].

Aus den Untersuchungen von Overgaard et al. (1983) an jugendlichen Schädelhirntraumatikern zeigt sich eine deutliche Abhängigkeit von Überleben und Überlebensqualität von der regionalen cerebralen Durchblutung und eine deutliche Prognosesenkung bei Unterschreitung von *34 ml/100 g · Minute* im Durchschnitt und Einzelwerten von 17 ml/100 g · Minute. Folgt man seinem Hinweis auf das Schädelhirntrauma als exzitatorisch wirkendes Ereignis, so wird das traumabedingte Mißverhältnis zwischen metabolischem Bedarf und Substratversorgung besonders deutlich.

Mit Substanzen zur Besserung der sekundären Schädigung oder zur Verhinderung ihrer Ausbreitung sollte erreicht werden:
1. Verhinderung biochemischer Reaktionen, die zu sekundärer Zellschädigung führen können.
2. Abstimmung von cerebralem Sauerstoffverbrauch und cerebraler Durchblutung.
3. Kontrolle des intrakraniellen Druckes zur Sicherung der Normoperfusion.

Aus den inzwischen erforschten Aspekten cerebraler Ischämie seien zur Wertung der Ansätze cerebraler Protektion beim Schädelhirntrauma wesentliche herausgegriffen:

1. Terminale Membrandepolarisation mit Kaliumausstrom, Natrium- und Kalziumeinstrom in das Neuron.
2. Vermehrung des Gehaltes an freien Fettsäuren.
3. Auftreten peroxidierter Verbindungen mit weiterer Zerstörung lipidhaltiger Zellstrukturen.
4. Mediatorvermittelte Eröffnung der Bluthirnschranke und weiterer Schwellung von Nerven- und Gliazellen.

Verschiedenen Barbituraten, jedoch auch anderen Hypnotika wie Etomidate, Althesin und Gamma-Hydroxy-Buttersäure werden wichtige Eigenschaften anhand experimenteller Befunde zugeordnet, die diesen Anforderungen entgegenkommen. Für die Barbiturate sind sie am umfassendsten erforscht:

1. Die Verzögerung der terminalen Membrandepolarisation sollte durch Barbiturate bewirkt werden können. Astrup et al. (1981) fand jedoch keine Behinderung des Kaliumausstromes nach globaler cerebraler Ischämie durch Herzkreislaufstillstand beim Hund, im Gegensatz zu Lidocain oder Hypothermie.
2. *Radical scavenging*, an der Katze mit arteria-media-Verschluß bei Methohexitalgabe in verminderter Lipidoxigenation gezeigt, schien ein weiterer Wirkungsmechanismus bei Schutz vor ischämischer Schädigung zu sein [12, 9]. Ob „radical scavenging" die protektive Wirkung der Barbiturate erklärt, ist jedoch zweifelhaft, da als „Scavenger" auch nicht protektive Substanzen wie Chlorpromazin wirken [32] und nur wenige Barbiturate die Entstehung freier Radikale unterdrücken [35].
3. Der Dämpfung des Abfalls freier Fettsäuren in globaler Ischämie [29] besonders durch Thiopental, Pentobarbital und auch Etomidate in Dosen, welche für die Allgemeinanästhesie ausreichen, wurden ebenfalls einem cerebroprotektiven Effekt zugeschrieben.
4. Calciumanhäufung im Cytosol kann in vitro durch Barbiturate in anaesthetischer Konzentration vermindert werden, so durch beschleunigte Aufnahme in Mitochondrien [34], Beschleunigung der transmembranalen Calciumpumpe [10] und Verhinderung von Calciumansammlung in Synaptosomen [14].
5. Nach ischämischem globalem Insult wird unter Barbituraten die Entwicklung eines Ödems besser unterdrückt als durch Hypothermie [30], es wird eine Verminderung der vasogenen Komponente beobachtet [31].
6. Umverteilung der regionalen Durchblutung im Sinne eines inverse steal zu ischämischen Bezirken wurde von Branston und Mitarb. (1979) und Feustel und Mitarb. (1981) als möglicher Grund für Verbesserung der neurologischen Defizite nach cerebralem Infarkt angesehen.

Die *erste* wesentliche Wirkung der meisten Hypnotika ist jedoch (Tabelle 1) die Minderung der cerebralen Durchblutung um 40 bis 50% des Ruhewertes, mit *gleichzeitiger* Senkung des cerebralen Sauerstoffverbrauches – die Ausnahme bei Gamma-Hydroxy-Buttersäure läßt an ihrer Verwendbarkeit zweifeln.

Die Art der Kopplung der Senkung von cerebralem Sauerstoffbedarf und Gehirndurchblutung unter Hypnotika ist unklar geblieben.

Tabelle 1.   Beeinflussung von Gehirndurchblutung (CBF), cerebralem Sauerstoffverbrauch ($CMRO_2$) und intrakraniellem Druck (ICP) unter verschiedenen Hypnotika. Angaben in Prozenten des Ausgangswertes

Hypnotika beim Schädel-Hirn-Trauma

Substanz	CBF	$CMRO_2$	ICP	Spezies	Autor
Thiopental	↓ 55%	↓ 60%	↓	Mensch	Herrschaft 1973
Pentobarbital	↓ 80%	↓ 82%	↓	Mensch	Escuret 1977
Methohexital	↓ 55%		↓	Mensch	Herrschaft 1974
Etomidate	↓ 66%	↓ 55%	↓	Mensch	Renou 1978
Althesin	↓ 63%	↓ 55%	↓	Mensch	Sari 1976
Gamma-Hydroxy-Buttersäure	↓ 70%	↑ 130%– ↓ 70%	↓	Hund	Baumann 1982
		↓ 76%		Mensch	Escuret 1977

Mit Verminderung der Gehirndurchblutung geht der allgemein akzeptierte Effekt der Senkung des intrakraniellen Druckes einher. Unter möglichster Wahrung des systemarteriellen Mitteldruckes kann so eine Verbesserung des cerebralen *Perfusionsdruckes* erreicht werden.

Dies letztere ist offensichtlich der *zweite* wichtige Endpunkt der Barbiturat- oder Hypnotikatherapie, beim Schädelhirntrauma von größerer Bedeutung als in den Versuchen, die Folgen globaler cerebraler Ischämie zu verbessern.

Man muß sich darüber klar werden, daß diese Senkung einer intrakraniellen Drucksteigerung nur dann erwartet werden kann, wenn diese nicht auf einer Raumforderung durch Massenläsion beruht [6] (Abb. 1).

Pentobarbital kann bei der Katze, während experimenteller intrakranieller Raumforderung mittels Epiduralballon gegeben, eine neurologische Verschlechterung nicht verhindern, hingegen wurden die cerebrale Vasodilatation und Hyperämie nach dem *Ende der Raumforderung* wesentlich verringert und mit Besserung des cerebralen Perfusionsdruckes der klinisch und anatomisch faßbare cerebrale Sekundärschaden verkleinert. Die Folgerung für die Klinik heißt, daß die Auswirkungen einer operablen Raumforderung nicht durch Hypnotika, sondern nur durch den Neurochirurgen behoben werden können.

Können aber nicht doch aus der Fülle experimenteller Befunde sogenannte cerebroprotektive Wirkungen erhofft werden?

Erinnern wir uns, daß das Schädelhirntrauma durch Aspekte fokaler, in der Dekompensation des intrakraniellen Raumes auch globaler Ischämie charakterisiert ist.

Aus Tierversuchen und klinischen Beobachtungen *fokaler Ischämie* läßt sich ablesen, daß ein Barbituratschutz ehestens bei Gabe kurz vor oder nach dem Insult zu erwarten ist (Abb. 2), für die Applikation nur ein geringer therapeutisch nutzbarer Zeitraum von 30 bis 120 Minuten nach Infarkt bleibt [28] und im übrigen Möglichkeit von Rezirkulation oder Umverteilung der Durchblutung gegeben sein muß [33].

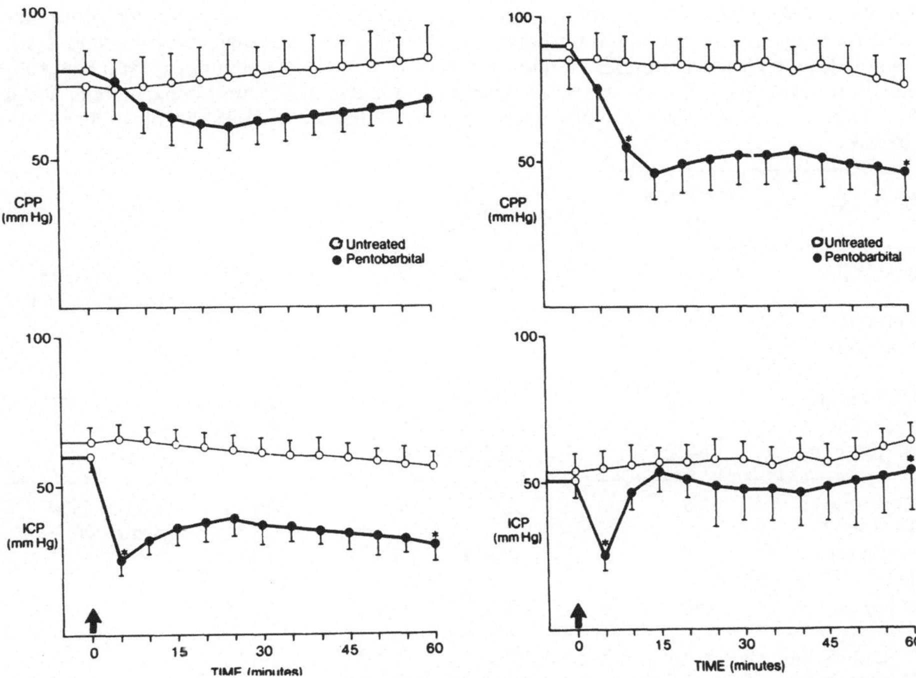

Abb. 1. Vergleich zwischen Verhalten von cerebralem Perfusionsdruck (CPP) und intrakraniellem Druck (ICP) von Kontrolltieren (o) und pentobarbitalbehandelten Katzen (●), wenn eine künstliche intrakranielle Raumforderung beseitigt wird und nur noch Schwellung nach Dekompression besteht (li.), oder wenn die künstliche Raumforderung (aufgeblasener Epiduralballon) belassen wird (re.).
Pfeile: Barbituratinjektion. Punkte zwischen *: signifikant unterschieden von Kontrollen [6]

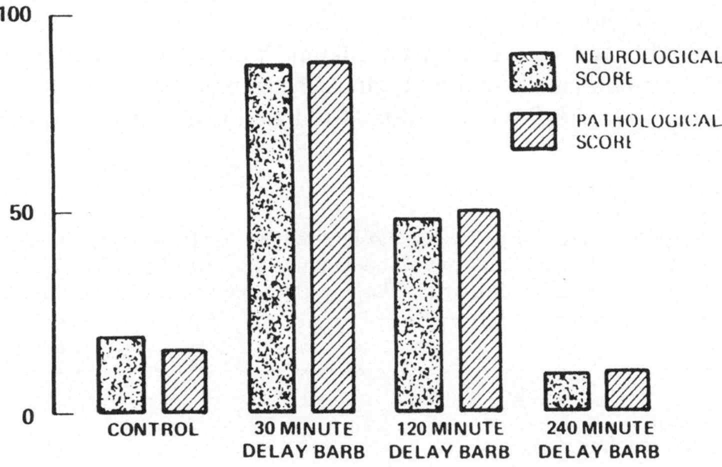

Abb. 2. Neurologische und neuropathologische Zustandsbeurteilung von Primaten nach Clipping der a. cerebri media ohne Barbiturat, mit Barbiturat nach 30, 120, 240 Minuten. (100%: intakte neurologische Funktion, kein pathologischer Befund) [28]

Tabelle 2. Vergleich der Ergebnisse der Thiopentalbehandlung nach globaler cerebraler Ischämie beim Affen mittels Halstourniquet für 16 Minuten in Abhängigkeit von *unterschiedlicher* (Bleyaert) Nachbeatmungszeit und *gleicher* (Gisvold) Nachbeatmungszeit von Kontroll- und Barbiturattieren. Bei gleicher Beatmungszeit von Kontrollen und behandelten Tieren *kein* Unterschied im Ausgang. NDS: neurologischer Defizitscore; HDS: histologischer Defizitscore

Methode	Respirator Std.	N	NDS%	N	HDS	Autor
Kontrolle	2–4	10	53±15	9	52±22	Bleyaert 1978 (Scores 7. Tag)
THP 90** 5–65 min	6–12	5	0±0*	5	13±5*	
THP 90** 15–75 min	6–12	5	18±8*	5	16±5*	
THP 120** 60–120 min	6–12	5	7±6*	2	10±3*	
Kontrolle	48	10	23±6	4	35±21	Gisvold 1984 (Scores 96 H)
THP 90** 5–65 min	48	11	25±9	4	63±34	
THP 90** 5–120 min	48	10	26±12	4	36±10	

* Unterschied signifikant P <0,05
** Infusionsbeginn und Ende n min nach Reperfusion des Gehirns

Die Hypnotikabehandlung nach *globaler cerebraler Ischämie* hat widersprüchliche Ergebnisse nicht nur im Tierversuch, sondern auch im klinischen Einsatz gebracht (Tabelle 2).

So konnte die Verminderung neurologischer Defizite aufgrund globaler Ischämie nach Barbituratmedikation beim Affen, von Bleyaert et al. (1978) behauptet, von Gisvold nach Verbesserung der Methodik nicht bestätigt werden [13].

Barbituratmedikation nach globaler cerebraler Ischämie (Tabelle 3) beim Menschen nach Herzkreislaufstillstand zeitigte in einer multizentrischen kontrollierten

Tabelle 3. Neurologische Zustandsbeurteilung von Patienten 3 Monate nach Herzkreislaufstillstand und Behandlung mit Thiopentalinfusion 30 mg/kg im Vergleich zu Standardtherapie. Beurteilung nach modifizierter Glasgow Outcome Scale; kein signifikanter Unterschied [1].

Therapie	THP	STD
n	129	133
Normal	17%	14%
Mäßig beeinträchtigt	6%	5%
Schwer beeinträchtigt	3%	4%
Komatös	2%	2%
Tot	72%	76%

(Abramson, 1983)

Studie statistisch keine Verbesserung des neurologischen Zustandsbildes gegenüber konventioneller Therapie [1].

Die Behandlung des Schädelhirntraumas mit Hypnotika läßt sich also nicht aus irgendwelcher cerebraler Protektion ableiten, sondern allein daraus, daß

1. eine hinreichend gesicherte Wirkung auf die Verminderung des cerebralen Sauerstoffbedarfs,
2. auf die Senkung der cerebralen Durchblutung und damit des intrakraniellen Druckes vorliegt und
3. ein antikonvulsiver Effekt mit Dämpfung des begleitenden Hypermetabolismus erwartet werden kann.

Mehrere Hypnotikagruppen wurden bisher klinisch verwendet.

Die pharmakokinetischen Daten weisen unter den Barbituraten Methohexital, im übrigen Etomidate und Althesin als günstige Substanzen aus, da auch nach Langzeitinfusion in kürzerer Zeit eine neurologische Untersuchung möglich ist. Diese beiden Pharmaka sind für diese Zwecke nicht mehr im Handel, Gamma-Hydroxy-Buttersäure hat nur in Frankreich Bedeutung erlangt.

Da in der Klinik nur die Einwirkung der Hypnotika auf den cerebralen Perfusionsdruck direkt gemessen und nachgewiesen werden kann, müssen auch die Indikationen hieran ausgerichtet werden. So ergeben sich zwei Einsatzgründe:

    a) *Prophylaxe* intrakranieller Drucksteigerung
    b) *Behandlung* intrakranieller Drucksteigerung

Zur Prophylaxe

Bei Patienten mit Schädelhirntrauma und mäßiger intrakranieller Druckerhöhung nicht näher bezeichneten Ausmaßes wendeten Prior und Mitarb. (1983) Etomidate als Infusion von 0,5 bis 0,25 mg pro kg · Minute zur Prophylaxe einer weiteren Druckerhöhung an, ergänzt durch bedarfsweise Bolusgabe von 0,2 mg pro Pflegemaßnahme.

Zwar wurde so der stimulationsbedingte erhöhte intrakranielle Druck gesenkt, im Gegensatz zu einer Steigerung um 7,0 mmHg ohne Etomidatbolus; Angaben über den Ausgang der Behandlung fehlen jedoch.

Miller et al. (1984) fanden in einer randomisierten Studie an 53 Schädelhirntraumen kein Unterschied im Ausgang der Patienten, in der Häufigkeit intrakranieller Drucksteigerungen und im Bedarf an Osmotherapeutika zwischen Kontrollen und den 27 pentobarbitalbehandelten Patienten.

Eine Sonderstellung nimmt die Untersuchung von Sehested und Overgaard (1983) an 143 Schädelhirntraumatikern ein, von denen 120 mit Phenobarbital in sedierender Dosierung, ohne Beachtung des intrakraniellen Druckes und ohne Steroid- oder Osmotherapie behandelt wurden.

Grob zusammengefaßt waren die Überlebensraten nach 24 Stunden wie nach sieben Tagen unter Barbiturat signifikant höher. Auch bei Aufgliederung nach den wesentlichen Prognosefaktoren Eingangskomascore, Alter und Verletzungsart blieb dieser Unterschied bestehen.

Ob diesem Ergebnis bereits eine „Barostabilisation" (Brock et al. 1976) zugrunde liegt, kann mangels einer ICP-Messung nicht entschieden werden, eine deutliche Senkung des cerebralen Metabolismus ist bei den erreichten Serumkonzentrationen

Tabelle 4.   Indikationen für Hypnotikainfusion nach schwerem Schädelhirntrauma

---

1.   Unkontrollierbare intrakranielle Hypertension
(ICP >25 mmHG für 10–15 Minuten)

2.   Krampfaktivität (klinisch oder EEG)

Ziel: „Barostabilisation des Gehirns"
(Brock 1976)

---

von 25–30 mg/l anzunehmen. Daß sich jeder behandelnde Arzt auch während der Untersuchung entscheiden konnte, Patienten noch in die Barbituratgruppe zu übernehmen, schmälert die Aussagekraft dieser Studie weiter.

Zusammenfassend muß festgestellt werden, daß Hypnotika zur Prophylaxe intrakranieller Druckerhöhungen beim Schädelhirntrauma nicht regelmäßig genug beitragen. Deshalb sollten sie ihrer deutlichen Nebenwirkungen wegen nicht in dieser Indikation gegeben werden.

Die zweite Indikationsgruppe, Senkung des bereits erhöhten intrakraniellen Druckes, umfaßt die unkontrollierbare intrakranielle Drucksteigerung, das heißt: eine durch Osmodiurese, Hyperventilation und Steroidgabe unkontrollierbare intrakranielle Drucksteigerung von mehr als 25 mmHg für mehr als 10 Minuten.

Im Zusammenhang mit der gleichzeitigen Verminderung von cerebralem Hypermetabolismus ergeben sich zwei Begründungen für den Einsatz (Tabelle 4).

Als Beispiel für die erste Begründung dient Abb. 3: Eine Lundbergwelle oder A-Welle von mehr als 25 mmHg für 10 Minuten, gefolgt von pflegebedingter Vermehrung des intrakraniellen Blutvolumens, die sich verzögert nach dem Ereignis normalisiert.

Als Beispiel der zweiten Begründung, Krampfaktivitäten im EEG, dient Abb. 4.

Unter diesen Gesichtspunkten wurden vor allem Barbiturate von zahlreichen Arbeitsgruppen beim schweren Schädelhirntrauma eingesetzt.

Die Tabelle 5 faßt die Ergebnisse einiger Untersuchungsreihen zusammen.

Zwar ist in allen hier gezeigten Untersuchungsserien ein Behandlungserfolg gegenüber der hohen Mortalität bei unbehandelter intrakranieller Drucksteigerung zu sehen, denn diese beträgt nahezu 80%.

Jedoch zeigte Miller et al. (1981) bei 102 Patienten mit intrakranieller Druckerhöhung über 20 mmHg nach Hyperventilation, Osmodiurese, Liquordrainage und Hämatomausräumung vergleichbare Ergebnisse, ohne daß Barbiturate gegeben worden wären.

Die unterschiedlichen Ergebnisse unter den barbituratbehandelten Gruppen liegen in der Zusammensetzung des Krankengutes: Massenläsionen mit bekanntlich schlechter Prognose waren bei Rea mit 65%, bei Marshall in 24% vertreten, die sehr guten Ergebnisse bei Bruce beziehen sich auf Kinder mit diffusen cerebralen Hyperämien in 34% und Massenläsionen in 23%. Bei den eigenen Patienten waren Massenläsionen nur in 45% vorhanden, die Barbituratbehandlung bei besserer Ausgangslage also von beschränktem Erfolg.

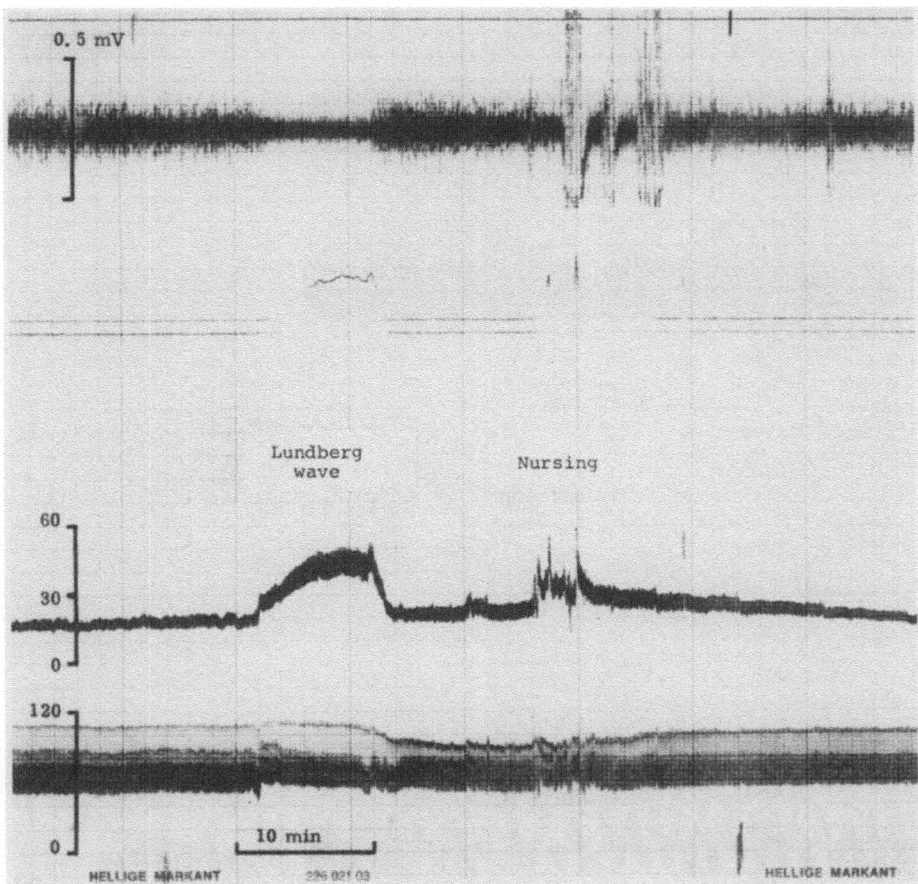

Abb. 3. Lundberg-Welle und pflegebedingter Druckanstieg mit aufgrund verminderter intrakranieller Compliance verzögerter Rückkehr zum Ausgangswert bei 11jährigem Jungen mit frontobasaler Kontusion nach Schlittenunfall. Von oben nach unten: EEG, ICP, SAP

Andererseits waren unter den Todesfällen zwei cardialer Ursache, zwei Meningitiden und drei Sepsisfälle. Außerdem wurden Druckmessung und Behandlung durchschnittlich einen Tag später als bei den anderen Arbeitsgruppen begonnen, die cerebrale Raumforderung durch Kontusionshämatom nur in einem Fall chirurgisch beseitigt.

Im Krankengut von Miller kamen operationswürdige Massenläsionen mit 54% vor, so daß eigentlich nur die Ergebnisse von Rea bei einem insgesamt schweren Verletzungsmuster auf eine Verbesserung des Verlaufes unter Barbituratgabe hinweisen.

Auch weitere klinische Studien brachten keine überzeugenden Ergebnisse.

In einer kontrollierten Studie aus Baltimore 1982 (Saul und Drucker 1982) bei 26 Patienten mit intrakraniellem Druck über 25 mmHg war eine Unterscheidung

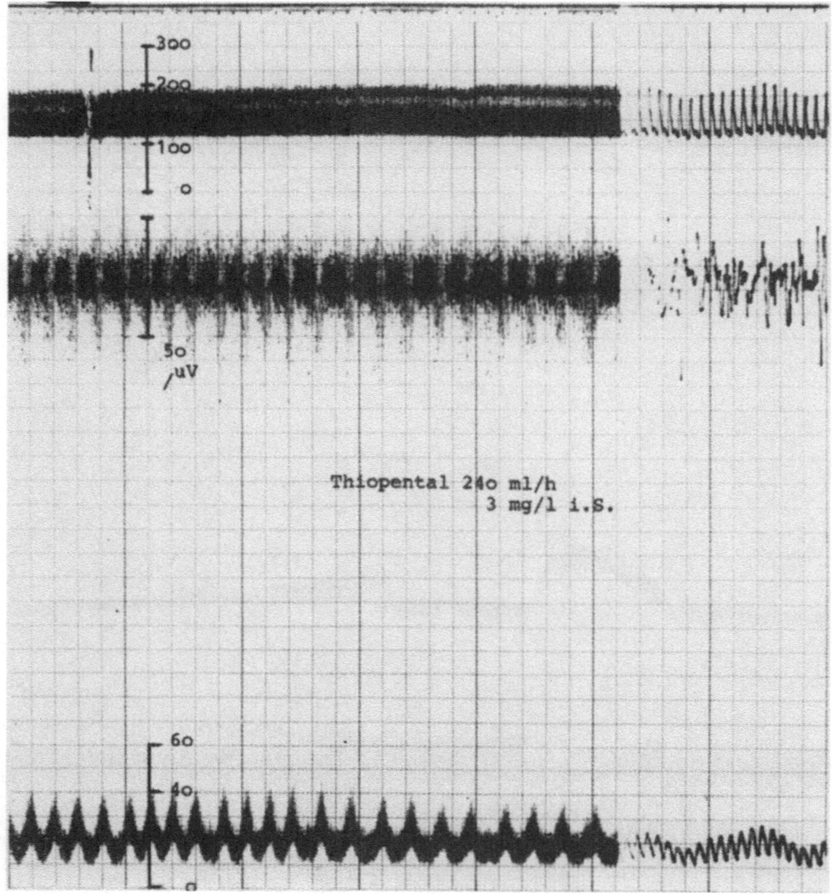

Abb. 4. Cerebrale Hyperaktivität und bedarfsbedingt erhöhte cerebrale Durchblutung führen zu entladungssynchroner Steigerung des intrakraniellen Druckes bei 42jähriger Patientin mit rechtsfrontaler Kontusion und zweimaliger Reanimation. Bisherige Thiopentalmedikation bei zu niedrigem Serumspiegel unwirksam. Von oben nach unten: SAP, EEG, ICP

zwischen dem Effekt konventioneller und Barbiturattherapie noch nicht möglich, insgesamt 18 von ihnen, das heißt 69%, verstarben.

Altnesininfusion (17–50 µg pro kg) führte bei der Mehrzahl von 8 Patienten mit schwerem Schädelhirntrauma [19] zwar zu einer Senkung erhöhten intrakraniellen Druckes, doch hingen Wirksamkeit und klinischer Verlauf bei den Patienten nicht zusammen.

Aus den angeführten Untersuchungen läßt sich nicht entnehmen, daß Hypnotikainfusion beim Schädelhirntrauma Morbidität oder Mortalität deutlich und zuverlässig verbessern würde, auch wenn eine intrakranielle Drucksteigerung, besonders wenn sie durch cerebrale Hyperämie hervorgerufen wird, deutlich gesenkt werden und ein normaler cerebraler Perfusionsdruck erreicht werden kann.

Tabelle 5. Vergleichende Darstellung von Behandlungsergebnissen bei Schädelhirntraumen mit Barbituratinfusion oder herkömmlicher Therapie. (Tot ICP = MABP: verstorben unter Anstieg des intrakraniellen Druckes auf Systemdruckhöhe, d. h. bei cerebralem Durchblutungsstillstand)

	Bruce 1979	Barbituratbehandlung Marshall 1979	Wiedemann 1983	Rea 1983	kein Barbiturat Miller 1981	
Patienten	23	25	32	27	196*	105**
Alter (Mittel)	2–17	32	24	26	31	
Ergebnisse:						
Gruppe I	65%	48%	25%	33%	56%	40%
Gruppe II	9%	16%	19%	15%	12%	14%
tot	26%	36%	56%	52%	33%	46%
tot ICP = MABP	50%	55%	56%	21%	45%	60%

Gruppe I: gute Erholung, mäßige Beeinträchtigung
Gruppe II: schwere Beeinträchtigung, apallisch

  * Patienten mit kontinuierlicher intrakranieller Druckmessung
** Patienten mit intrakranieller Druckerhöhung >20 mmHg

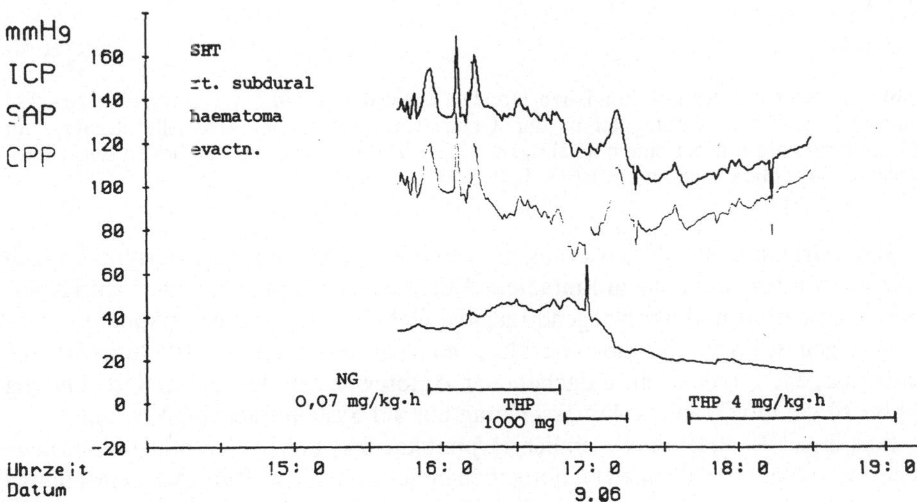

Abb. 5. Wirkung von Thiopental (Thp) auf intrakraniellen Druck (ICP) (unten), errechneten cerebralen Perfusionsdruck (CPP) (Mitte) und systemischen Mitteldruck (SAP) (oben) bei schwerem Schädelhirntrauma. Beachte Verbesserung des cerebralen Perfusionsdruckes nach Barbituratgabe. Abfall des ICP *nicht* durch Veränderung des SAP bedingt. NG: Nitroglyzerininfusion

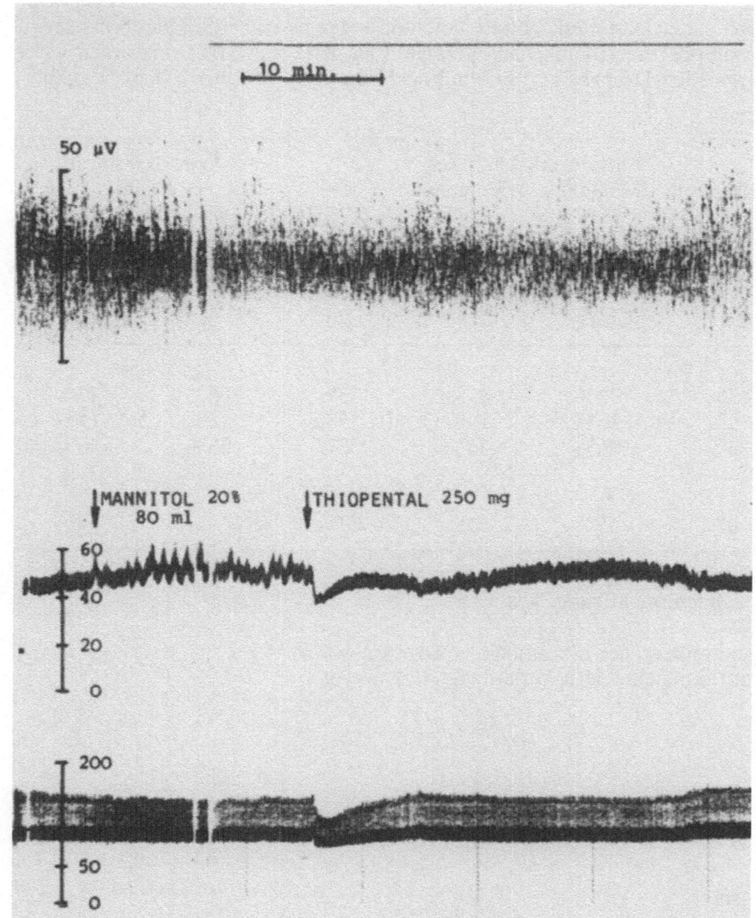

Abb. 6. Senkung des intrakraniellen Druckes allein durch Abfall des arteriellen Druckes aufgrund gestörter Autoregulation der Gehirndurchblutung bei Schädelhirntrauma mit Stammhirnkontusion bei einem 47jährigen. Keine Verbesserung des cerebralen Perfusionsdruckes. Von oben nach unten: EEG, ICP, SAP

Eine wirkungsvolle Verbesserung der cerebralen Perfusionsdrucke ist im übrigen nur zu erwarten, wenn die intrakranielle Volumenvermehrung vor allem auf Hyperperfusion beruht und überwiegend reagible Gefäßareale vorliegen (Abb. 5).

Dagegen ist Hypnotikagabe zwecklos, wenn bei Zerstörung der Bluthirnschranke und vasogenem Ödem mit aufgehobener Autoregulation der Gehirndurchblutung (Abb. 6) die intrakranielle Drucksenkung nur auf Systemdruckabfall beruht.

Aus dieser Beobachtung, nämlich Hypnotikaeffekt nur bei Vasodilatation, ließe sich zwar ableiten, daß eine Hypnotikabehandlung möglichst früh nach dem Trauma beginnen sollte, da die Hyperämiephase am Beginn der Entwicklung des Sekundärschadens liegt. Dennoch wäre es entschieden ein Fehlschluß, Hypnotika bereits am Unfallort oder auf dem Transport zum Zweck sogenannter cerebraler Protektion zu verabreichen, denn nur bei 40% aller Traumatisierten ist bei Aufnahme ein erhöhter intrakranieller Druck zu erwarten.

Außerdem sehen wir mit vielen anderen Autoren neben strenger Indikation, die sich eben nur aus der Messung des intrakraniellen Druckes herleiten läßt, folgende Voraussetzungen als unabdingbar an:
1. Computertomographische Befundsicherung, Entscheidung über Operabilität
2. Extensive apparative Überwachung, im besonderen durch intrakranielle Druckmessung und EEG-Kontrolle.

Wir möchten deshalb mit allem Nachdruck feststellen, daß Hypnotika in hohen Dosen in der Prähospitalphase des Schädelhirntraumas keinen Platz haben. Niedrige Dosen zur Sedierung sind sicherlich möglich, doch eine sogenannte cerebroprotektive Indikation gibt es nicht. Die Langzeitapplikation von Hypnotika, besonders aber der Barbiturate, kann außerdem von erheblichen Nebenwirkungen begleitet sein.

Am häufigsten treten Kreislaufinstabilitäten zu Beginn der Behandlung auf, die jedoch durch Infusion von Dopamin und kolloidalen Volumenersatzmitteln aufgefangen werden können.

Pneumonien traten bei 53% unserer barbituratbehandelten Patienten, jedoch nur in 26% bei Schädelhirntraumen vergleichbarer Schwere ohne Barbiturat auf. Allerdings lagen bei ersteren auch in 26% thorakale Begleitverletzungen vor, bei letzteren nur in 13%.

Schwere Gastrooesophagitiden mit Reflux traten viermal auf, wobei einmal eine Witzelfistel angelegt werden mußte und eine Patientin an einer oesophagotracheocavalen Perforation verstarb.

Im Rahmen eines cholostatischen Ikterus trat eine Hyperbilirubinämie bis 16,5 mg/dl auf.

Daraus ergibt sich, die Entscheidung für die Hypnotikabehandlung in jedem Einzelfall sorgfältig zu treffen und die geringsten Dosierungen zu verwenden, welche eine Senkung des erhöhten intrakraniellen Druckes bewirken.

Zunächst sollte versucht werden, ob mit *Einzeldosen von Hypnotika* Plateauwellen abgebrochen werden können. Oft genügt die vorübergehende Verminderung des cerebralen arteriellen Zustromes durch die Einzelinjektion, um die cerebralvenöse Abflußbehinderung aufzuheben und damit den intrakraniellen Druck prolongiert zu senken.

Erst wenn in Verschlechterung der intrakraniellen Compliance zu häufig Drucksteigerungen auftreten, wird die *Hypnotikainfusion* begonnen.

Die früher verwendeten Dosierungen mit einem initialen Bolus von 10–15 mg/kg und nachfolgender Infusion von 4–6 mg/kg•h Thiopental bedeuten obere Grenzen.

Vielmehr sollte die Menge allein an der Stabilisierung des intrakraniellen Druckes ausgerichtet werden. Als äußerste Grenze für die Hypnotikadosierung muß das Auftreten eines Burst-Suppression-Musters im EEG angesehen werden.

Zwar mag im Einzelfall eine erfreuliche Entwicklung durch die Senkung des intrakraniellen Druckes durch Hypnotika eingeleitet werden, doch steht nichts dafür, sie in der Hoffnung auf cerebrale Protektion in breitem Maßstab einzusetzen.

Literatur

1. Abramson NS, Safar P, Detre K, Kelsey S, Monroe J, Reinmuth O, Snyder J, Mullie A, Hedstrand U, Tammisto T, Lund I, Breivik H, Lind B, Jastremski M (1983) Results of a randomized clinical trial of brain resuscitation with Thiopental. Anesthesiology 59: A 101
2. Arnfred J, Secher O (1962) Anoxia and barbiturates: tolerance to anoxia in mice influenced by barbiturates. Arch int Pharmacodyn 139: 67
3. Astrup J, Skovsted P, Gjerris F, Sørensen HR (1981) Increase in extracellular potassium in the brain during circulatory arrest: effects of hypothermia, lidocaine and thiopental. Anesthesiology 55: 256
4. Bleyaert AL, Nemoto EM, Safar P, Stezoski SW, Mickell JJ, Moossy J, Rao GR (1978) Thiopental amelioration of brain damage after global ischemia in monkeys. Anesthesiology 49: 390
5. Branston NM, Hope DT, Symon L (1979) Barbiturates in focal ischemia of primate cortex: effects on blood flow distribution, evoked potentials and extracellular potassium. Stroke 10: 647
6. Bricolo AP, Glick RP (1981) Barbiturate effects on acute experimental intracranial hypertension. J. Neurosurg. 55: 397
7. Brock M, Wiegand H, Zillig C, Zynietz C, Mock P, Dietz H (1976) The effect of dexamethasone on intracranial pressure in patients with supratentorial tumors. In: Pappius HM, Feindel W (eds): Dynamics of brain oedema. Springer, Berlin–Heidelberg–New York 330
8. Bruce DA, Raphaely RA, Swerdlow D, Schut L (1980) The effectiveness of iatrogenic barbiturate coma in controlling increased ICP in 61 children. In: Intracranial pressure IV, pp 630–632. Shulman K, Marmarou A, Miller JD, Becker DP, Hochwald GM, Brock M (eds). Springer, Berlin–Heidelberg–New York
9. Demopoulos HB, Flamm ES, Seligman ML, Ransohoff J, Jorgensen E (1977) Antioxidant effects of barbiturates in model membranes undergoing free radical damage. Acta neurol scand 56, Suppl 64: 152
10. Di Polo R, Beaugé R (1979) Physiological role of ATP-driven calcium pump in squid axon. Nature 278: 271
11. Feustel PJ, Ingvar MC, Severinghaus JW (1981) Cerebral oxygen availability and blood flow during middle cerebral artery occlusion: Effects of pentobarbital. Stroke 12: 858
12. Flamm ES, Demopoulos HB, Seligman ML, Poser RG, Ransohoff J (1978) Free radicals in cerebral ischemia. Stroke 9: 445
13. Gisvold SE, Safar P, Hendrickx HHL, Rao G, Moossy J, Alexander H (1984) Thiopental treatment after global brain ischemia in pigtailed monkeys. Anaesthesiology 60: 88
14. Harris RA (1981) Ethanol and pentobarbital inhibition of intrasynaptosomal sequestration of calcium. Biochem Pharmacol 30: 3209
15. Horsley JS (1937) The intracranial pressure during barbital narcosis. Lancet 1: 141
16. Hossmann KA (1982) Treatment of experimental cerebral ischemia. J Cereb Blood Flow Metabol 2: 275
17. Langfitt TW, Weinstein JD, Kassell NF (1965) Cerebral vasomotor paralysis produced by intracranial hypertension. Neurology 15: 622
18. Marshall LF, Smith RW, Shapiro HM (1979) The outcome with aggressive treatment in severe head injuries. Part II. Acute and chronic barbiturate administration in the management of head injury. J Neurosurg 50: 26
19. McIlhany M, Rapaport R, Dunn R, Namazie M, Delilikan A (1983) Althesin in the management of head injuries: a preliminary report. Neurosurgery 12: 77
20. Miller JD, Becker DP, Child DC, Carmichael GLM (1984) Barbiturates in the management of severe head injury. Br J Anaesth 1313 P
21. Miller JD, Butterworth JF, Gudeman SA, Faulkner JE, Choi SC, Selhorst JB, Harbison JW, Lutz HA, Young HF, Becker DP (1981) Further experience in the management of severe head injury. J Neurosurg 54: 289
22. Nilsson B, Nordström CH (1977) Rate of cerebral energy consumption in concussive head injury in the rat. J Neurosurg 47: 274

23. Overgaard J, Tweed WA (1983) Cerebral circulation after head injury. J Neurosurg 59: 439
24. Prior GJL, Hinds CJ, Williams J, Prior PF (1983) The Use of Etomidate in the management of severe head injury. Intens Care Med 9: 313
25. Rea GL, Rockswold GL (1983) Barbiturate therapy in uncontrolled intracranial hypertension. Neurosurgery 12: 401
26. Saul TG, Ducker TB (1982) Effect of intracranial pressure monitoring and aggressive treatment on mortality in severe head injury. J Neurosurg 56: 489
27. Sehested P, Fedders O, Tange M, Overgaard J (1976) Does barbiturate "monotherapy" favourably influence brain survival after traumatic coma? In: Jensen HP, Brock M, Klinger M (eds): Dynamics of brain oedema. Springer, Berlin–Heidelberg–New York, 330
28. Selman WR, Spetzler F, Roski A, Roessmann U, Crumrine R, Macko R (1982) Barbiturate coma in focal cerebral ischemia. Relationship of protection to timing of therapy. J Neurosurg 56: 685
29. Shiu GK, Nemmer JP, Nemoto EM (1983) Reassessment of brain free fatty acid liberation during global ischemia and its attenuation by barbiturate anaesthesia. J. Neurochemistry 40: 880
30. Simeone FA, Frazer G, Lawner P (1979) Ischemic brain oedema: comparative effects of barbiturates and hypothermia. Stroke 19: 8
31. Smith AL, Marque JJ (1976) Anesthetics and cerebral oedema. Anaesthesiology 45: 64
32. Smith DS, Rehncrona S, Siesjö BK (1980) Inhibitory effects of different barbiturates on lipid peroxidation in brain tissue in vitro. Comparison with the effects of promethazine and chlorpromazine. Anesthesiology 53: 180
33. Spetzler RF, Selman WR, Roski RA, Bonstelk CB (1982) Cerebral revascularization during barbiturate coma in primates and humans. Surg Neurol 17: 111
34. Willow M, Bygrave FL (1982) Effects of pentobarbitone on $^{45}Ca^{2+}$ transport by rat brain mitochondria. J. Neurochem 39: 557
35. Yasuda H, Shimada O, Nakajima A, Asano T (1981) Cerebral protective effect and radical scavenging action. J Neurochem 37: 934

Diskussion

Physiologische Grundlagen von hirnprotektiven Maßnahmen

D. Heuser, B. Kottler

Hempelmann:

Mit dem Problem postischämischer cerebraler Perfusionsveränderungen werden wir in der Klinik häufig konfrontiert, z. B. bei der Verlegung von Patienten nach einem Herz-Kreislauf-Stillstand. Wann sollte, wenn der Patient hämodynamisch wieder stabil ist, eine Verlegung erfolgen, z. B. auch aus dem Operationssaal auf eine Intensivstation?

Heuser:

Darauf ist sicher keine allgemeingültige Antwort möglich, da es sehr auf die Umstände ankommt, die zum Kreislaufstillstand führten, auf die Zeitspanne bis zum Beginn der cardiopulmonalen Reanimation sowie auf deren Effektivität. So ist z. B. ein Patient mit cardiozirkulatorischem Stillstand aus reflektorischer Ursache oder aus intermittierender Rhythmusinstabilität heraus ganz anders zu beurteilen als ein Patient mit Herz-Kreislaufstillstand nach protrahiertem hypovolämischen Schock. Während man im ersten Fall nach wieder eingetretener Kreislaufstabilisierung und völlig unauffälligem klinisch neurologischen Status von seiten des Cerebrums kaum noch mit neuen Komplikationen rechnen muß und man die Verlegung in einen weniger intensiven Wachbereich – allerdings nicht auf Normalstation – diskutieren kann, sind im zweiten Fall eher Komplikationen aus primär cerebraler Ursache zu erwarten: Die protrahierte Hypoxiephase, die dem Kreislaufstillstand voranging, hat sicher zu Veränderungen geführt, die nicht so schnell reversibel sind: Laktatazidose und Verlust der cerebralen Autoregulation, Hirnschwellung mit begleitendem Abfall des cerebralen Perfusionsdruckes können auch noch einige Stunden nach einem solchen Ereignis zu erneuter klinisch neurologischer Verschlechterung führen und zur Sicherung cerebraler O_2-Verfügbarkeit eine Beatmung erfordern. Ein solcher Patient gehört unbedingt auf die Intensivstation und sollte auf keinen Fall am gleichen Tag auf weniger intensive Überwachungseinheiten verlegt werden.

Van Ackern:

Können Sie bitte noch einmal den Begriff der verzögerten Hypoperfusion erläutern?

HEUSER:

Was sich auf der cellulären Ebene, d. h. im Endothel und der glatten Gefäßmuskulatur, abspielt, ist im einzelnen noch nicht erforscht. Man weiß nur, daß nach Abklingen der postischämischen Hyperämiephase die Durchblutung infolge cerebraler Vasokonstriktion erneut unter das Ausgangsniveau absinkt und durch physiologische Determinanten der lokalen Gefäßweitenregulation (CO_2 bzw pH_e und K^+_e) nicht wesentlich beeinflußt werden kann. Besonders kritisch ist diese Situation deshalb, weil infolge der einsetzenden Restitutionsvorgänge der Bedarf an O_2 und Substraten hoch ist und über den üblichen Mechanismus der Anpassung von Angebot und Verbrauch nicht zur Verfügung gestellt werden kann. Zudem steht einer therapeutisch induzierten Durchblutungsvermehrung über eine Systemdruckerhöhung, z. B. durch Katecholamine, die bereits wieder intakte Autoregulation der Hirndurchblutung entgegen. Einzig wirksames Therapieprinzip scheint, nach bisher vorliegenden Untersuchungen, im sog. „Calciumantagonismus" zu liegen.

VAN ACKERN:

Gibt es klinische Zeichen für einen solchen Zustand?

HEUSER:

Das „cerebral-orientierte Monitoring", was uns zur Verfügung steht, ist sicher noch sehr unvollkommen bzw. methodisch so aufwendig, daß es keinen Eingang in die normale Krankenversorgung finden kann. Wir müssen uns daher primär am klinischen Verlauf orientieren und nach einem cerebral-ischämischen Ereignis engmaschig den neurologischen Status kontrollieren. Dazu sind die gängigen Koma-Skalen (z. B. Glasgow Coma Scale) gut geeignet. Um beginnende Verschlechterungen im EEG zu verifizieren, bedarf es sicher besonderer Kenntnisse, es sei denn, es treffen so gravierende Änderungen wie z. B. Nullinien-EEG oder Krämpfe auf. Außer einer Vigilanzverschlechterung haben wir also keine anderen Parameter, um die kritische Situation *frühzeitig* therapieren zu können.

WIEDEMANN:

Weil wir das in der Tat nicht genau wissen, muß man in der Praxis davon ausgehen, daß man es noch mit gestörten Regulationsvorgängen im ZNS zu tun hat. Das bedeutet, daß für ausreichende Oxygenierung ($pO_2 > 100$ Tor) Normocapnie und adäquaten Perfusionsdruck gesorgt werden muß. Bis diese Dinge, neben dem unauffälligen neurologischen Status, nicht sicher gewährleistet sind, muß der reanimierte Patient in intensivmedizinischer Betreuung bleiben.

HEUSER:

Das heißt, daß allgemeine Maßnahmen zur Erhaltung bzw. Verbesserung der cerebralen Sauerstoffverfügbarkeit (wie z. B. ausreichende FiO_2 in der Einatmungsluft bzw. rechtzeitige Indikation zur Beatmung, Kreislaufstabilisierung, Lagerung, Normoglykämie, Convulsionsbehandlung etc.) absolute Priorität vor speziellen pharmakotherapeutischen Maßnahmen besitzen.

Die Effektivität hirnprotektiver Pharmaka im Spiegel bioelektrischer Funktionsdiagnosik

H. SCHOEPPNER

EBERT:

Welche Rolle spielt die Schwellung der Astroglia bei den Problemen cerebral-ischämischer Verletzung und wie ist sie therapeutisch angehbar?

SCHOEPPNER:

Aufgrund der durch Energiemangel induzierten Störungen der cerebralen Ionenho-möostase kommt es zu einer intracellulären Natriumakkumulierung mit begleiten-dem Wassereinstrom, der die Schwellung der Astroglia bedingt. Therapeutisch kann man das z. B. durch mäßige onkoosmotische Dehydrierung und auch Maßnahmen zur Verbesserung der rheologischen Eigenschaften (z. B. niedermolekulares Dex-tran) günstig beeinflussen.

HUTSCHENREUTER:

Bei welchem Grad von Kreislaufdepressionen bzw. cerebraler Schädigung wird die cerebrale Autoregulation gestört?

HEUSER:

Prinzipiell kann man davon ausgehen, daß jede cerebralischämische Belastung, sei es beim Schädel-Hirn-Trauma oder bei Subarachnoidalblutung, auch zu einer Störung der cerebralen Autoregulation mit sehr unterschiedlicher Zeitdauer führt. Nach Reanimation ist der Zeitpunkt ihrer Reetabilierung früher als die Wiederkehr der übrigen Funktionen der cerebralen Gefäßweitenregulationen.

HEMPELMANN:

Herr Schöppner hat darauf hingewiesen, daß auch in der postischämischen Phase Barbiturate angewendet werden sollen; das erscheint nach neuesten Erkenntnissen zumindest zweifelhaft; zum anderen möchte ich auf die mir sehr problematisch erscheinende intravenöse Anwendung von Procain hinweisen, zumindest in Gießen halten wir das für obsolet. Ähnliche Zurückhaltung sollte auch bei Anwendung von Gamma-Hydroxy-Buttersäure geübt werden.

SCHOEPPNER:

Wir verwenden Barbiturate in dieser Phase mit sehr eingeschränkter Indikation, nämlich nur zur Unterdrückung bioelektrischer Hyperaktivität. Mit Procain arbei-ten wir mit gutem Erfolg in der Neurologie und verwenden diese Substanz auch zur Durchführung kontrollierter Hypotension, da sie die Ansprechbarkeit auf endogene Katecholamine aufrechterhält und einen protektiven Charakter bzgl. des Zellstoff-wechsels besitzt. Wir dosieren sehr zurückhaltend mit 0.5−0.7mg/kg/min und haben damit, insbesondere in der Carotis-Chirurgie, bessere Erfolge beim Abfangen von Blutdruckspitzen nach Desobliteration als z. B. mit Urapidil.

Heuser:

Mir erscheinen Ihre Procaininfusionen auch unter dem Aspekt problematisch, als der cytoprotektive Effekt im Sinne einer Membranstabilisierung doch erst bei Dosen erreicht wird, die nach Astrups Ergebnissen sehr viel höher liegen, nämlich bei 160 mg/kg. Und gute klinische Ergebnisse bei der Carotischirurgie haben offensichtlich alle, da die Komplikationsrate bei dieser Operation sehr niedrig ist. Hier lassen sich, untersucht man nur die Komplikationen, Unterschiede in der Qualität der von uns verwendeten Pharmaka nur sehr schwer statistisch beweisen, ein sonst adäquates Anästhesiemanagement natürlich vorausgesetzt. Darüber hinaus sollte vielleicht noch betont werden, daß eine so perfekte EEG-Überwachung, wie Sie sie durchführen, im normalen Routinebetrieb weder an Universitätskliniken noch an größeren und kleineren Krankenhäusern z. Zt. erreicht werden kann. Hier sind wir oft schon froh, ein- oder zweikanalige Geräte wie den CFM (Cerebral Function Monitor) einsetzen zu können, dessen Signale auch der ungeübte Kollege relativ leicht interpretieren kann.

Pharmakodynamische Effekte
hirnstoffwechselsenkender Pharmaka

D. Renz, K. Filos, H.-Ch. Müchler, N. Freckmann

Heuser:

Mir erscheint es problematisch, wenn Sie den arteriellen Systemdruck auf 50% reduzieren und gleichzeitig mit derselben Substanz ein Nullinien-EEG produzieren. Der Vergleich mit Methohexital-induziertem Nullinien-EEG hätte doch eigentlich bei vergleichbarem Systemdruck erfolgen müssen, denn auch eine kritische Hypotension per se kann ein Nullinien-EEG bewirken.

Renz:

Bei Anwendung von 1.6–1.9 MAC Isofluran liegen die cerebralen Perfusionsdrucke bei herz-keislauf-gesunden Patienten in einer Größenordnung (50–60 mgHg), die kein Burst-Suppression- bzw. isoelektrisches EEG induzieren können. Im Tierexperiment liegen Untersuchungen von Newberg und Michenfelder vor, die zeigen, daß das durch Isofluran induzierte Nullinien-EEG nicht perfusionsbedingt infolge Blutdruckabfall resultiert, sondern auch bei normotensiv gehaltenen Tieren begleitend zur Reduktion des cerebralen O_2-Verbrauchs beobachtet wird.

Heuser:

Kernpunkt Ihrer Ausführungen ist also, daß man Isofluran bei der Anästhesie von neurochirurgischen Patienten in normalen anästhetisch wirksamen Dosen verwenden sollte. Besteht die Indikation zu kontrollierter Hypotension, kann man dazu auch Isofluran verwenden und hat dabei gleichzeitig eine Stoffwechseldepression im Sinne des Hirnschutzes. Besteht aber keine Indikation zur kontrollierten Blutdrucksenkung, dann sollte man eher Barbiturate im Sinne eines präventiven Hirnschutzes verwenden.

Hempelmann:

Beide von Ihnen untersuchte Verfahren erscheinen mir unter cardialen Aspekten
ungünstig; so haben Sie in der einen Gruppe Herzfrequenzsteigerungen um 30%, in
der anderen um 19% gemessen. Haben Sie dabei auch frequenzsenkende Substanzen eingesetzt?

Renz:

Bei Patienten mit erhöhtem koronarvaskulären Risiko u./o. Erfordernishochdruck
setzen wir unter high-dose Methohexital vorwiegend Noradrenalin ein, einmal um
den reduzierten peripheren Widerstand wieder anzuheben, andererseits um mit
Hilfe des positiv inotropen Noradrenalin-Effektes das reduzierte Schlagvolumen
wieder zu erhöhen. Wir haben das bisher bei 3 Patienten – unter high-dose
Methohexital während Carotisendarteriektomie – auch mit Messungen der cardialen
Hämodynamik belegen können, wobei wir unter $0.05–0.15\ \mu g \times kg^{-1} \times min^{-1}$ Noradrenalin eine Frequenzsteigerung von maximal nur 10%, ein normales Schlagvolumen sowie unveränderte periphere Widerstandsverhältnisse sehen. Mit Dobutamin
sind unsere Erfahrungen schlechter, da wir dann eine noch stärkere Frequenzsteigerung bei unverändert erniedrigtem peripheren Gefäß-Widerstand feststellten. Für
eine abschließende Beurteilung dieser Problematik sollten jedoch noch mehr Erfahrungen vorliegen.

Van Ackern:

Mir erscheint es problematisch, Barbiturate oder Isofluran in diesen hohen Dosen
allein zu verwenden, bei additiver Gabe von Fentanyl läßt sich oft ein frequenzsen-
kender Effekt nachweisen. Durch Katecholamine wird am Herz, und ich denke auch
am Gehirn, der O_2-Verbrauch erhöht. Wir sind sehr zurückhaltend mit Maßnahmen, insbesondere natürlich beim Coronarkranken, die die Frequenz bzw. den
peripheren Widerstand erhöhen.

Renz:

Ich bin durchaus Ihrer Meinung, daß unter Bedingungen erhöhter Herzfrequenz
nicht auch noch die Nachlast gesteigert werden sollte. Allerdings haben wir es hier
ja mit einer durch Methohexital induzierten Erniedrigung des „afterloads" zu tun,
den wir mit Hilfe von Katecholaminen wieder zu normalisieren versuchen. Die
Frequenzzunahme unter high-dose Methohexital ist ja neben der zentralen Vagolyse
auch eine reflektorische Reaktion auf die Methohexital-induzierte Reduktion des
peripheren Gefäßwiderstandes. Mir erscheint unter diesen Bedingungen die Gabe
von Noradrenalin zur Normalisierung der Widerstandsverhältnisse und damit
Aufrechterhaltung des koronaren und cerebralen Perfusionsdruckes sinnvoll zu
sein. Im Gegensatz zu Dopamin bzw. Dobutamin kommt es hierbei unter Noradrenalin nur zu einem geringen Frequenzanstieg.

Ebert:

Wir verwenden in unserer Klinik Thiopental als Dauerinfusion in Kombination mit
Fentanyl. Die dabei auftretende relative Hypovolämie infolge Abfalls des peripheren Widerstandes therapieren wir solange mit Volumensubstitutionen, bis die

atemabhängigen Druckschwankungen im arteriellen Systemdruck fast verschwunden sind. Patienten mit kardialem Risiko erhalten dann zusätzlich Dobutamin in niedriger Dosierung.

HEUSER:

Herr Renz, ist Ihrer Meinung nach bei dieser Art präventiver Barbituratgabe ein EEG-Monitoring unabdingbare Voraussetzung?

RENZ:

Ja, weil bei kurzzeitiger Anwendung, wie wir sie durchführen, nach Angaben aus der Literatur eine gute Korrelation zwischen EEG, cerebralem O_2-Verbrauch und Hirndurchblutung besteht. Bei Langzeitanwendung über Tage korrelieren diese Parameter allerdings nicht mehr so eng.

HEUSER:

Nach welchen Kriterien haben Sie die Dauer der Therapie ausgerichtet?

RENZ:

Unter Isofluran zur kontrollierten Hypotension haben wir die Isofluran-Zufuhr nach Clipping des Aneurysmas beendet. Methohexital infundieren wir solange, wie wir die Existenz einer fokalen bzw. regionalen Durchblutungsstörung vermuten.

HEUSER:

Das ist ein sehr wichtiger Punkt, da man bei Anwendung lang wirksamer stoffwechseldepressiver Pharmaka die postischämische Hyperperfusion blockiert, die für die Erholung der zentralnervösen Strukturen hervorragende Bedeutung besitzt.

HEMPELMANN:

Halten Sie den Cerebral Function Monitor (CFM) für Ihren Anwendungsbereich aussagekräftig genug?

RENZ:

Da wir hier keine Frequenzanalyse benötigen, ist das Gerät durchaus als diskussionswürdig zu betrachten. Allerdings sollte man die Grenze seiner Aussagemöglichkeiten kennen.

WIEDEMANN:

Mit den Schmierkurven bei langsamer Schreibung eines konventionellen EEG kann man praktisch die gleiche Information, nur viel preiswerter, bekommen.

SCHOEPPNER:

Die Entwicklung des EEG-Monitorings in der Anästhesie steht erst am Anfang, denken wir an die Möglichkeiten zur Bestimmung der Narkosetiefe, an die heute diskutierten Bedingungen oder besonders auch an die Carotischirurgie. Hierfür reicht m.E. der Aussagewert des Cerebral Function Montor nicht aus, weil das von ihm transformierte EEG-Signal vordergründig auf Anzeige von Spannungsvariabilität basiert. Beginnende Ischämie während der Phase des Probeclamping (5 min) äußert sich jedoch in Änderungen der Frequenz. Nur mit Hilfe eines 8-Kanal-EEG ist die Erkennung ischämischer Frühzeichen (Verlangsamung der Alpha – Aktivität innerhalb von 4–5 s), deren topische Zuordnung und deren Rückbildung innerhalb von 10 min nach Declamping, potentielle mikrostrukturelle Läsionen ausschließend, möglich. Der EEG-Befund gibt die Indikation zur Insertion eines passageren, peluminären Shunts. Andererseits konnte durch das 8-Kanal-EEG-Monitoring die Rate der Shunt-Insertion, welche gelegentlich zur Ablösung atheromatösen Materials mit dessen zentraler Embolisierung führen kann, reduziert werden. Der zellprotektive Effekt der Lösungen von Procain in der gen. Dosierung ist an der Desynchronisationstendenz im EEG sowie an der Reduktion der Liquorlaktatkonzentration erkennbar.

Hirnprotektive Maßnahmen aus der Sicht des Neurochirurgen

N. Freckmann, D. Renz, H.-Ch. Müchler, H. Rehn

Hase:

Verwenden Sie, in Anlehnung an neuere Untersuchungen aus Japan, Dexamethason und Mannit?

Freckmann:

Dexamethason verwenden wir regelmäßig bei allen intrakraniellen Eingriffen als prophylaktische Maßnahme 24 Std. vor Beginn des operativen Eingriffs. Im Einzelfall verwenden wir auch Mannit. Bei den zunehmenden Akutoperationen legen wir jetzt häufig präoperativ eine externe Ventrikeldrainage. Diese wird im Moment der Durainzision geöffnet und schafft uns so hervorragende operative Platzverhältnisse.

Russ:

Ich bin nicht sicher, ob der therapeutische Ansatz richtig ist, gerade diejenigen diagnostischen Hinweise, sei es EEG oder somatosensorisch evozierte Potentiale, pharmakologisch zu unterdrücken oder deutlich zu verändern, die uns die kritische intraoperative Situation anzeigen.

Heuser:

Das ist ein sehr wichtiger Gesichtspunkt, der uns immer wieder ermahnt, den möglichen Nutzen unserer Maßnahmen infrage zu stellen. Hier geht es aber eigentlich um das Problem eines präventiven Hirnschutzes durch stoffwechseldepressive Pharmaka unter Bedingungen, bei denen man mit sehr hoher Wahrscheinlichkeit kritische EEG-Veränderungen bzw. ein Nullinien-EEG erwarten könnte, z. B. wenn der Operateur ein Gefäß abklemmen muß. Zeigt das EEG nämlich erst einmal eine Nullinie, dann ist eine Therapie mit stoffwechseldepressiven Pharmaka ja sicher nicht mehr als sinnvoll zu betrachten.

FRECKMANN:

In der Carotischirurgie hat sich gezeigt, daß bei desobliterierenden Eingriffen die gleichen Ergebnisse erreicht werden, unabhängig von der Anwendung eines intraluminären Bypasses. Wir liegen bei Anwendung der geschilderten Technik momentan an unserer Klinik in der Morbiditäts- und Mortalitätsrate unter 3% und sind damit zufrieden.

Einsatz stoffwechselsenkender Hypnotika beim Schädelhirntrauma

K. WIEDEMANN, H. POLARZ

LEMKE:

Herr Wiedemann, ist der Einsatz von Barbituraten beim Mittelhirnsyndrom mit begleitenden Blutdruckveränderungen und Hpyerämien sinnvoll, oder setzen Sie da Phenothiazine ein?

WIEDEMANN:

Barbiturate würde ich nur dann geben, wenn ich gleichzeitig den intrakraniellen Druck messen kann, wobei ich mir über die limitierte Aussagefähigkeit dieses Parameters völlig klar bin, aber wir sind bzgl. des cerebralen Monitorings ja erst ganz am Anfang der Entwicklung. Auf jeden Fall würde ich jedoch im Falle der cerebralen Hyperämie aufgrund extremer sympathischer Überaktivität Phenothiazine einsetzen. So kann man z. B. mit lytischem Cocktail oft auch schon ohne Barbiturate erhöhte intrakranielle Drucke beherrschen, wenn die Ursache dafür die erhöhte sympathische Überaktivität ist.

GEBERT:

Von Hossmanns Untersuchungen ist bekannt, daß die eigentliche Schädigung nach ischämischer Belastung mit Beginn der Reperfusion einsetzt. Bei Schädel-Hirn-Trauma hat man jedoch oft 2 Phasen möglicher Ödementstehung. Setzen Sie da dann erneut ein?

WIEDEMANN:

Ja, wenn es im weiteren Verlauf, nach primärem Absetzen des Medikamentes bei zunächst physiologischen intrakraniellen Druckverhältnissen, erneut zum Anstieg des ICP kommt, setzen wir auch wieder Thiopental ein. Wir dosieren aber dabei jetzt viel zurückhaltender als früher, basierend auf der Erfahrung, daß mit einer kurzzeitigen Applikation die momentane cerebrale Blutfülle, die den venösen Abfluß behindert, oft beseitigt wird und man über längere Zeit eine Besserung der intrakraniellen Druck- und Volumenverhältnisse erreichen kann.

TAUBE:

Sehen Sie Kontraindikationen zur niedrig dosierten Anwendung von Barbituraten zur Sedierung bei Schädel-Hirn-Verletzten? Wir haben bei intensivstationären Patienten gute Erfahrungen sammeln können mit einem Sedierungskonzept, bestehend aus der Kombination von Methohexital und Fentanyl. Die klinischen Ergebnisse, auch hinsichtlich baldiger neurologischer Beurteilbarkeit in der Aufwachphase, sind dabei beachtlich.

WIEDEMANN:

Ihre Frage weist darauf hin, daß ich folgendes nochmals klarstellen muß: Selbstverständlich soll man am Unfallort, zumal wenn man intubieren muß, den Patienten mit Etomidate oder einem Barbiturat sedieren, aber nicht in der Höchstdosierung und dem Bestreben und Gedankengang der cerebralen Protektion vom Unfallort an.

HEUSER:

Ich danke nochmals für die Klarstellung der Tatsache, daß hochdosierte Barbituratapplikation im präventiven Sinne eines Hirnschutzes und allgemeine Anwendung zur Narkoseeinleitung bzw. Dauersedierung zwei verschiedene Dinge sind. Sind schlechte cerebrale O_2-Versorgungsbedingungen erst einmal eingetreten, ist nur noch von der Intensivierung allgemeiner Maßnahmen zur Optimierung der cerebralen O_2-Verfügbarkeit Besserung zu erwarten, das betrifft z.B. Etablierung eines ausreichenden Perfusionsdruckes, gute Oxygenierung, optimierte Rheologie etc. Haben Sie Erfahrungen mit Barbituraten auch nach Reanimation?

WIEDEMANN:

Wir haben es in einigen Fällen versucht, bei denen wir eine intrakranielle Druckmessung etabliert hatten, aber ohne Erfolg, da bei Auftreten von Krämpfen und intrakraniellem Druckanstieg kein Auslaßversuch mehr möglich war. Die Patienten verstarben letztlich infolge unbeherrschbarer Krämpfe.

HASE:

Eine strenge Indikation zum Einsatz von Barbituraten erscheint mir diejenige Situation, die durch ein SHT mit begleitender Kongestion charakterisiert ist. Das würde auch die guten Ergebnisse von Bruce mit Kindern erklären, denn diese neigen bei SHT eher zur Ausbildung einer Kongestion als Erwachsene.

WIEDEMANN:

Das ist richtig, Sie können wirklich nur dann den erhöhten intrakraniellen Druck mit Barbituraten senken, wenn Hyperämie bzw. Kongestion die Ursache ist; beim Hirnödem ist die Chance, durch diese Substanzen noch etwas zu erreichen, weitaus geringer.

HEUSER:

Abschließend möchte ich nochmals betonen, daß für die Anwendung von Barbituraten im neuroanästhesiologischen Bereich eine klare Indikation bestehen sollte, und zwar in Anlehnung an das, was im Rahmen dieses Gesprächs diskutiert wurde. Die Anwendung sollte zeitlich limitiert und von einem entsprechenden Monitoring flankiert sein. Wichtigste Voraussetzung für den Einsatz bleibt aber die sorgfältige Abwägung des potentiellen Nutzens, aber auch aller möglichen Risiken und Gefahren für die uns anvertrauten Patienten.